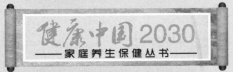

健康中国 2030
——家庭养生保健丛书——

普及健康生活，提高全民健康素养

图解腰椎病自疗

钱丽旗◎主编

U0278305

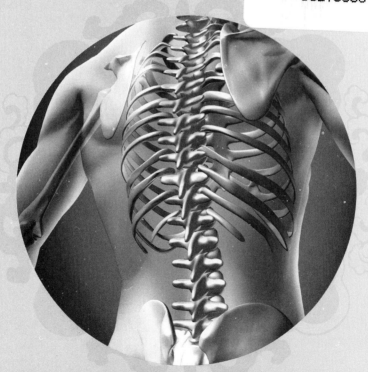

中国人口出版社
China Population Publishing House
全国百佳出版单位

图书在版编目（CIP）数据

图解腰椎病自疗 / 钱丽旗主编. -- 北京：中国人口出版社, 2018.4

（健康中国2030家庭养生保健丛书）

ISBN 978-7-5101-4883-5

Ⅰ.①图… Ⅱ.①钱… Ⅲ.①腰椎—脊椎病—防治—图解 Ⅳ.①R681.5-64

中国版本图书馆CIP数据核字(2017)第005294号

图解腰椎病自疗

钱丽旗　主编

出版发行	中国人口出版社
印　　刷	天津泰宇印务有限公司
开　　本	787mm×1092mm　1/16
印　　张	16
字　　数	240千字
版　　次	2018年4月第1版
印　　次	2018年4月第1次印刷
书　　号	ISBN 978-7-5101-4883-5
定　　价	48.00元

社　　长	邱立
网　　址	www.rkcbs.net
电子信箱	rkcbs@126.com
总编室电话	(010)83519392
发行部电话	(010)83530809
传　　真	(010)83518190
地　　址	北京市西城区广安门南街80号中加大厦
邮政编码	100054

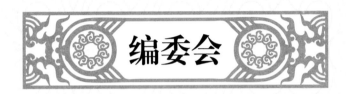

编委会

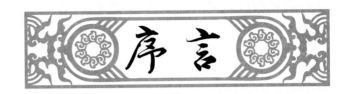

序言

　　健康，是每个国民的立身之本，也是一个国家的立国之基。健康，是民族昌盛和国家富强的重要标志，也是广大人民群众的共同追求。"没有全民健康，就没有全面小康。我们把健康列为小康的组成部分，更能体现出我们社会的文明进步。""把人民健康放在优先发展战略地位。"当前，我国进入全面建成小康社会决胜阶段，随着经济社会的不断发展，科学技术的不断进步，人们的生活水平不断提高的同时，种种不良的生活方式也使人们越来越多地遭受到疾病的困扰。因此"要倡导健康文明的生活方式，树立大卫生、大健康的理念，把以治病为中心转变为以人民健康为中心，建立健全健康教育体系，提升全民健康素养，推动全民健身和全民健康深度融合。"我们编撰《健康中国2030家庭保健养生丛书》就是基于大健康，大卫生的理念，依据中医养生的核心——"以人为本，以和为贵"，调理身体气机的中心思想，将养生保健的科学生活习惯融入到日常的生活中。

　　中国的养生文化，已经流传了几千年，备受人们热捧。三千多年前我们祖先就已经广泛运用艾灸疗法来养生、防病治病。近年来，人们开始关注养生文化，养生保健种类日益丰富，可以说，"养生"理念已逐渐融入人们的日常生活中。

　　基于养生保健思想的日益普及，我们编写了这套养生系列丛书，其中包含20本分册，分为五个类型，分别为防治病、养生经、自疗、三分钟疗法类，传统疗法类。其中，防治病包括《图解—刮痧防治病》，《图解—艾灸防治病》，《图解—拔罐防治病》，《图解—推拿防治病》；养生经包括《图解—黄帝内经体质养生》，《图解—本草纲目对症养生》；自疗类包括《图解—颈椎病自疗》，《图解—腰椎病自疗》，《图解—常见病自查自疗》；三分钟疗法类包括《图解—三分钟足疗》，《图解—三分钟手疗》，《图解—三分钟面诊》；传统疗法类包括《图解—人体经络》，《图解—百病从腿养》，《图解—小疗法大健康》，《图解—儿童经络按摩刮痧全集》，《图解—对症按摩》，《图解—小穴位》，《图解—手足对症按摩》，《图解—特效指压疗法》。

这套丛书从各个方面为大家介绍了日常养生的相关内容，语言浅显易懂，将复杂的医学知识用平实通俗的语言表达出来，方便读者理解。同时本书采用图解形式，配了大量插图，帮助认识各个疾病以及穴位的特点、疗法功效。读完本套丛书，你便能掌握一些基本养生知识和常用对症治病的疗法，并灵活加以应用。

本套丛书的编写团队由多家三甲医院的权威中医专家组成，包括解放军总医院第一附属医院钱丽旗主任，中国中医科学院广安门医院倪青教授，解放军总医院窦永起教授，空军总医院马建伟教授，海军总医院李秀玉教授，北京崔月犁传统医学研究中心冯建春教授，武警总医院许建阳教授，中国中西医结合杂志社王卫霞副编审，国家食品药品监督管理局马秀璟教授，中日友好医院夏仲元教授等多位军内外知名学者，汇集了军队、地方最优质的医疗学术资源，着力打造健康类图书精品，是在军队改革新形势下军民融合、资源共享、造福人民的新创举，期冀这一系列丛书为百姓带来真正的健康福音，为健康中国建设添砖加瓦。

当然，书中难免有所纰漏，也望广大读者批评指正。

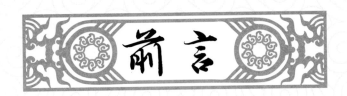

前言

　　腰椎病是指因脊柱及脊柱周围软组织急慢性损伤或腰椎间盘退变、腰椎骨质增生等原因引起，医学上所讲的腰椎病，包括了"腰部软组织劳损、腰部肌筋膜炎、腰椎退行性骨关节病、腰三横突综合征、腰椎间盘突出症、急性腰扭伤、梨状肌综合征、腰椎结核等"疾病。

　　导致腰椎病发病的原因主要分四个方面：环境因素，腰部外伤，腰姿不当和突然负重。经常处于潮湿和阴冷的环境是诱发腰椎间盘突出的条件，由于现代人工作压力的增大，伏案工作时间增长等方面，也是导致腰椎病发病频率高的一个重要原因。调查显示，在正常的健康人群中，约有30%的人存在着椎间盘膨出或突出，却没有临床的症状表现，腰椎疾病的发生，在临床上常表现为腰部软组织酸胀疼痛，易疲劳，甚至弯腰受限，如压迫坐骨神经可引起坐骨神经炎，患侧剧痛并向下肢放射，小腿麻木胀痛畏寒无力。腰椎病发病病程长，在一定程度上可严重影响我们的日常工作和生活。

　　而生活中，我们也可以通过一系列相关措施来预防和控制腰椎病的发生。本书的编写也是基于这一方面。

　　《图解—腰椎病自疗》一书，从各个方面入手为大家讲解了腰椎病的自疗方法，分类全面，从日常生活入手，便于学习与实践。

　　本书共分七个章节。

　　第一章，介绍了腰椎病的基本常识，共分四个小节，包括腰椎病的起源与历史，腰椎病诊治的复杂性，腰椎的概述以及腰椎病的概述；

第二章，介绍了腰部疾病的治疗方法，包括药物，针灸，理疗等的适应证和有关注意事项；

第三章，介绍了腰椎疾病的按摩疗法；

第四章，介绍了腰椎病的食疗方法；

第五章，介绍了脊柱的维护与保养方法；

第六章，介绍了腰痛病中医疗法的常用穴位与治疗方法；

第七章，介绍了腰椎病患者的注意事项和运动。

本书深入浅出地为大家讲解了腰椎病自疗的有关内容，从腰椎病的基本常识到对具体腰部疾病的治疗，内容丰富全面，图文结合，易于大家的理解和学习。分类清晰简洁，便于大家的查阅。

希望大家通过此书，都能对腰椎病有一个大致的了解，并能在阅读的过程中，掌握相关疾病的基本治疗和预防，通过简易的腰椎病自疗方法来达到保健和养生的目的，在追求健康的生活态度中得以发展和完善。

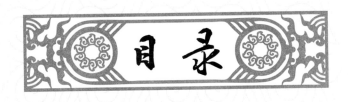

目录

第五章 脊柱的维护与保养方法 55

第七章　腰椎病患者的注意事项和运动　235

第一章

腰椎病的基本常识

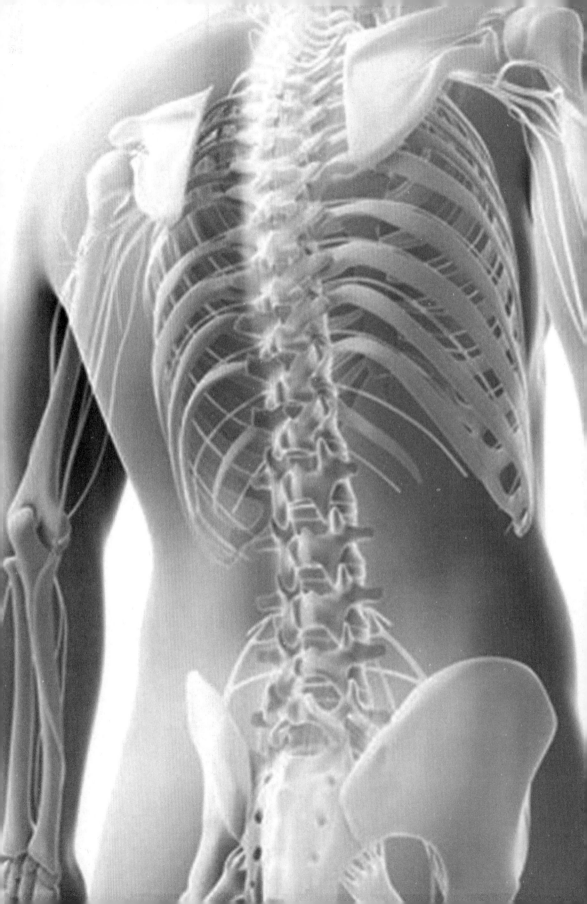

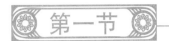

第一节
腰椎病起源与历史

一　人类历史上最早的爬行动物：恐龙

　　依据物种起源，人类是从爬行类脊椎动物进化而来的。而我们所知道的最早的爬行类脊椎动物应该是恐龙。从至少3亿年前的化石标本可以看出，恐龙的脊椎骨骼形态和当代爬行动物的脊椎架构已基本一致，这就说明爬行类脊椎动物的脊柱进化至少已经3亿年了，因此相当完善。

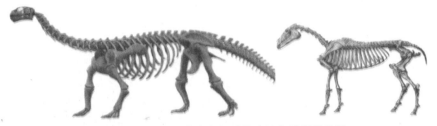

远古的恐龙脊椎和当代爬行动物（马）的脊椎比较

二　人类脊椎进化历史太短，不能胜任现代人的需求

　　从考古证据上看，爬行类人猿的历史有200～400多万年。如果从生物进化角度上看，算是比较长的历史阶段，这为类人猿的脊柱进化提供了相对充足的时间。相比之下，现代直立人类的历史不过2万多年，以进化史的角度看，这点时间，远不足以使脊柱结构得以充分进化以适应直立活动的需要。到目前为止，我们现代人类的脊柱基本结构与其他爬行脊椎动物仍然没有太大的区别。也就是说，原本适应于爬行的脊柱，其椎体及椎间盘等基本结构

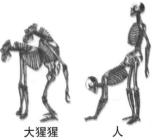

大猩猩　　　人

人类与大猩猩骨骼比较

还不能胜任直立现代人的需要，这也是为什么当代人类容易遭受腰椎损伤与劳损性疾病的困扰，并为此付出极大代价的原因。

三　现代人生活方式的改变是脊椎病的催化剂

近100年来，人类又开始逐渐放弃直立的工作与生活状态，改为以坐位为主的生活与工作方式，从生物进化角度看，这给正在努力适应直立生存状态的脊柱再添障碍，成为人类腰痛疾病的罪魁祸首。

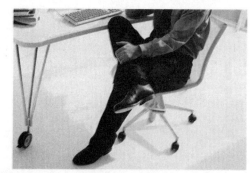

需要指出的是，虽然脊柱的力学失常始终严重困扰着直立人类的生存状态，但是，凭借与生俱来的生物学适应潜质和自然代偿能力，人类通过躯干肌肉和椎旁韧带协调能力的提高，已经相对适应了直立状态的劳作与生活，甚至开始顽强地面对坐位生活和工作方式的严峻挑战。

四　美国关于脊椎病的现状调查

根据美国国家安全局最近的调查，单纯由于腰痛等腰椎问题所造成的工伤占整个工伤比例的31%。为此，雇主为受伤工人每年将付出21.6亿美元的直接赔偿金。而各个企业的间接损失每年高达100亿美元。美国骨科学会近些年的报告指出，美国全国人口中有80%（相当于2.088亿人）在一生中的某个阶段会出现腰痛。每年约有600万美国人会因为腰椎病去看医生。为此，单纯保险公司每年赔付医药费就高达11.5亿美元。这还不包括工伤赔偿。

五　我国腰椎病现状分析

其实，世界各国的数据都差不多。由于种种原因，我国卫生部门并没有做过数据统计，但几乎所有的脊柱疾病相关科室的医生都有共识：腰椎病患者数目庞大，甚至可能占据单纯骨科日常门诊量的50％以上；而且，由此类疾病衍生的问题数量更加惊人。从流行病学角度总结腰椎病的特征，主要有如下三点：①绝大多数人在其一生中总要遇上脊柱劳损退变相关性的腰痛。②任何年龄层次（除幼年以外）都不能幸免脊柱劳损退变相关性的腰痛。③任何阶层和职业都是脊柱劳损退变相关性腰痛的高发人群。

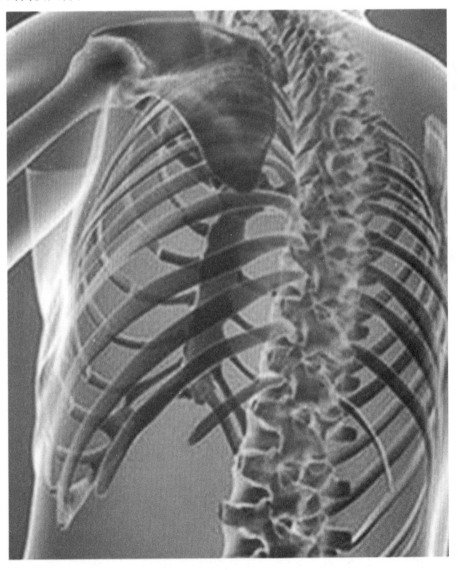

第二节
腰椎病诊治的复杂性

一　医院各个专科收治腰痛病患者

从一般常识上看，比较单纯的疾病往往只需要看一个专科，用一两种方法就可以解决问题。比如：患者得了阑尾炎，只需到普通外科看病，治疗上多采用保守消炎或者外科开刀。而脊柱相关性腰腿痛则不然，许多专科和众多医生都投入诊治和研究大军之中。以我国为例，可以发现医院里有如下科室与治疗腰痛有关：骨科、脊柱外科、中医骨伤科、软伤科、中医科、针灸科、推拿科、按摩科、理疗科、康复科、疼痛科等。这既说明本病患者众多，也说明其涉及的医学专科领域比较广泛；或者说，这类疾病的治疗相对复杂和困难，从而大大增加了患者在选择治疗和选择医生上的难度，当然也就增加了许多烦恼。

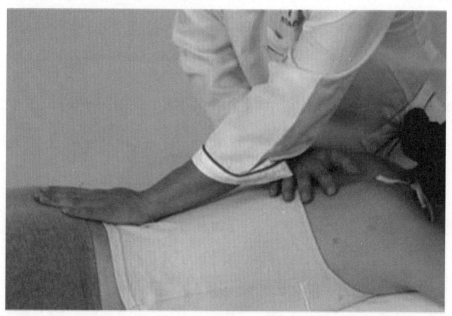

二 医生的专业性和技能专一性

太多的病因病理变数自然为疾病诊断和治疗带来了巨大的困难，却也为各个不同的医学专科提供了自己特定的舞台。每个特定专科的专家们都拥有自己相对独特专一的疾病辨识能力，但由于现代医学科学的分科特性，也使得各科专家的视角难免相对局限。我们都知道，在现代科技高度发展的临床医学科学领域，找到一位通晓各个领域、各个学科的全方位医疗专家

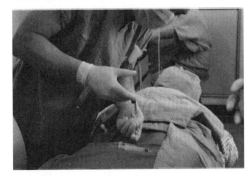

是不可能的。暂且以"推拿"领域的专家做比喻，找到一位通晓本专业所有推拿手法的专家是不存在的。这就是说，一个专家恐怕只能在一个比较局限的领域里精通某一种治疗。如果该专家可以比较客观地认识到自身的不足和比较及时地介绍患者在适当的时候去接受或选择适当的其他检查或治疗，那已经是非常英明的大夫了。

三 医学争议

在腰椎病治疗问题上的学术争议，意味着患者在面对不同专业的临床专家时，经常会发现"公说公有理，婆说婆有理"的现象，这种不同学科南辕北辙的疾病认识和治疗原则，对于普通患者更是莫衷一是、雾里看花，反复踱步于多家专科之间，不知应该推开哪扇门。

学术领域的争议和混乱也反映出医学科学发展的局限性。正如有人早已预言的那样，天地间有两件事可能永远无法穷其究竟，一是

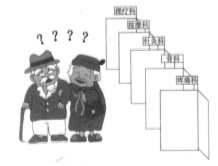

我们到底应该推开哪扇门

浩瀚的宇宙，二是复杂的生命。脊柱劳损退变相关性腰痛就是诸多难以琢

磨的生命现象之一，距离完全解密仍然尚需时日。当然，大众百姓最想了解的并非是解密疾病的密码，而是如何避免或消除自己的痛苦，包括：①找谁能够比较科学地发现病痛的根源？②如何做才能比较安全、合理地解除腰痛的折磨？③如何预防才能在以后尽量避免再度受到腰痛的困扰？

　　本书试着从一线专科临床医生的角度回答这些问题。

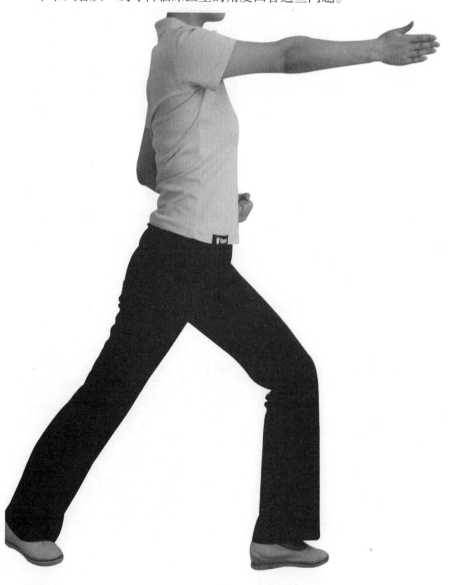

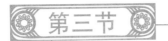

第三节

腰椎概述

一　腰椎简介

腰椎椎体较大，棘突水平伸向后方，相邻棘突间间隙宽，可作腰椎穿刺用，关节突关节面呈矢状位。人体有五个腰椎，每一个腰椎由前方的椎体和后方的附件组成。

椎板内缘成弓形，椎弓与椎体后缘围成椎孔，上下椎孔相连，形成椎管，内有脊髓和神经通过，两个椎体之间的联合部分就是椎间盘。

二　椎间盘

椎间盘是位于人体脊柱两椎体之间，由软骨板、纤维环、髓核组成的一个密封体。上下的软骨板与纤维环一起将髓核密封起来。

纤维环由胶原纤维束的纤维软骨构成，位于髓核的四周。纤维环的纤维束相互斜行交叉重叠，使纤维环成为坚实的组织，能承受较大的弯曲和扭转负荷。

髓核是一种弹性胶状物质，为纤维环和软骨板所包绕。髓核中含有黏多糖蛋白复合体、硫酸软骨素和大量水分，出生时含水量高达90%，成年后为80%。

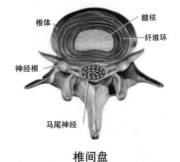

椎间盘

三　腰部骨骼

腰部的骨骼结构是由5个腰椎骨、骶骨和两侧髂骨构成。这之中最重要的是腰椎，它上接胸椎，下连骶椎，共同构成人体躯干的中轴线，成为人体的支柱。

第5腰椎和骶椎构成腰骶关节，此处负重量大，是活动度大的腰椎与固定的骶椎相交处，承受的压力较大，易患劳损。

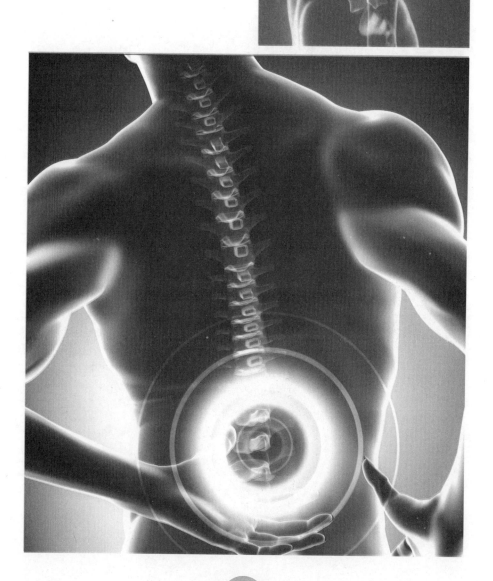

第四节
腰椎病概述

一 定 义

腰椎病的症状多样而且复杂，腰椎病症状根据患者体质和病情的轻重程度会有不一样的症状表现，不可一概而论。

医学上所讲的腰椎病，涵盖了"腰椎间盘突出、腰椎骨质增生、腰肌劳损、腰扭伤、腰椎退行性病变、风湿或类风湿性腰痛、腰椎结核、风寒湿性腰痛、瘀血性腰痛、湿热性腰痛、肾虚性腰痛"等疾患。

二 临床表现

▶ 腰椎间盘突出症：腰痛、腰部活动受限、脊柱侧凸、跛行、肢体麻木、一侧或双侧下肢疼痛、麻木等症状，甚至大小便失禁，瘫痪。

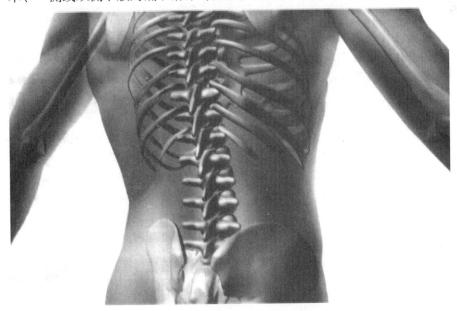

▶ **骨质增生**：腰椎及腰部软组织酸痛、胀痛、僵硬与疲乏感，甚至弯腰受限；局部疼痛、发僵、后根神经痛、麻木；患肢剧烈麻痛、灼痛、抽痛、串痛、向整个下肢放射。

▶ **腰椎管狭窄症**：神经性间歇性跛行，以及臀部、大腿、小腿的无力和不适，在行走或后伸后加重，会阴部感觉异常和大小便功能异常。

三　常见症状

腰椎病的典型症状是腰痛及腿部放射性疼痛。但由于髓核突出的部位和大小、椎管管径、病理特点、机体状态及个体敏感性等不同，表现也有一定差异。

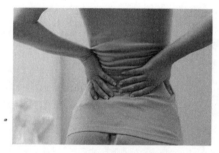

▶ **腰痛**：腰部持续性钝痛，平卧位减轻，站立则加剧，一般情况下尚可忍受，腰部可适度活动或慢步行走，另一种为突发的腰部痉挛样剧痛，难以忍受，需卧床休息，严重影响生活和工作。

▶ **下肢放射痛**：常在腰痛减轻或消失后出现，表现为由腰部至大腿及小腿后侧的放射性刺激或麻木感，直达足底部；重者可为由腰至足部的电击样剧痛，且多伴有麻木感；疼痛轻者可行走，呈跛行状态，重者需卧床休息，喜欢屈腰、屈髋、屈膝位。

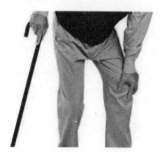

▶ **下肢麻木、冷感及间歇性跛行**：下肢麻木多与疼痛伴发，少数患者可表现为单纯麻木，有少数患者自觉下肢发冷、发凉，主要是因为椎管内的交感神经纤维受到刺激所至。间歇性跛行的产生机制及临床表现与腰椎管狭窄相似，主要是由于髓核突出，可出现继发性腰椎管狭窄症的症状。

▶ **马尾神经症状**：主要见于中央型髓核脱出症，临床上较少见，会出现阴部麻木、刺痛、大小便功能障碍、女性可出现尿失禁、男性可出现阳痿；严重者可出现大小便失控及双下肢不全性瘫痪。

▶ **神经根压迫症状与体征**：部分患者的症状为间歇性跛行，另外一部分患者的症状为持续性放射性神经根性表现，大多为酸痛、麻痛、胀痛、窜痛，疼痛的程度不同。神经根症状的部位与受压神经根有关，表现为相应的神经根性分布区针刺觉减弱、痛觉异常、肌肉力量减弱及腱反射异常。

四　致病原因

中医认为，肾藏精、主骨；肝藏血、主筋。肾精充足、肝血盈满，则筋骨劲强、关节灵活。人到中老年，生理性机能减退，肝肾精血不足，致使筋骨失养，久而久之，容易发生骨关节病。

▶ **感受外邪**：脏腑虚弱、卫外不固，风、寒、湿邪乘虚侵入，影响气血运行，经气不通畅，也是形成骨关节病的常见原因。

▶ **慢性劳损**：常从事低头、弯腰、久立等工作，致使气血、筋脉运行不利，瘀血阻滞，导致肌肉、筋脉、骨骼营养障碍，局部受损，因而产生疼痛、关节屈伸不利、活动障碍等临床表现。

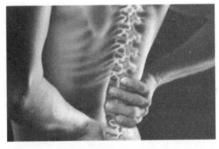

▶ **跌扑闪挫**：由于暴力外伤或患部用力过度，损伤筋脉，致使气血运行不畅，壅滞不通，而发生骨关节病。

▶ **先天畸形**：部分患者骨关节畸形，虽然年轻体壮时症状没有出现，但随着中年体质逐渐虚弱，劳累或感受外邪后，畸形部位易出现病变。

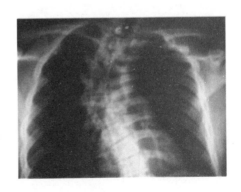

▶ **其他原因**：遗传、体质、代谢等。

五　诱发因素

▶ **腹压增高：**如剧烈咳嗽、便秘时用力排便等。

▶ **腰姿不当：**当腰部处于屈曲位时，如突然加以旋转则易诱发髓核突出。

▶ **突然负重：**在未有充分准备时，突然使腰部负荷增加，易引起髓核突出。

▶ **腰部外伤：**急性外伤时可波及纤维环、软骨板等结构，而促使已退变的髓核突出。

▶ **职业因素：**如汽车驾驶员长期处于坐位和颠簸状态，易诱发椎间盘突出。

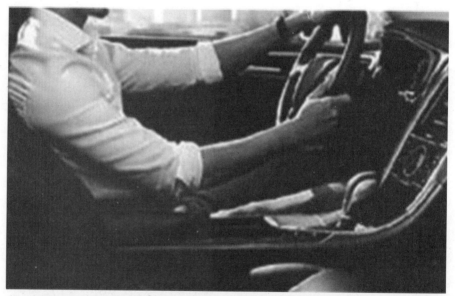

六　自我诊断

1. 咳嗽、喷嚏、大便时，如果腰痛及身体下肢疼痛增加，有麻木的感觉，很有可能是腰椎病。

2. 在仰卧位时，将患侧膝关节伸直并抬高，疼痛明显，且抬高幅度低于健侧。在俯卧位、弯腰、屈髋、屈膝时，疼痛症状可缓解。

3. 腰椎病的诊断需要平躺，将双腿的膝关节伸直，并抬高，抬到一半就疼痛难忍，可以判断为腰椎病。

七 预防措施

▶ 预防措施

1. 保持良好的生活习惯，防止腰腿受凉，防止过度劳累；

2. 工作中要保持正确的姿势，可时而按摩腰腿部，或做一下体操，以缓解腰部肌肉的紧张；

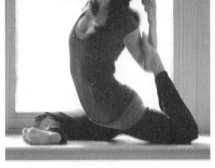

3. 同一姿势不应保持太久，适当进行原地活动或腰背部活动，可以解除腰背肌肉疲劳；

4. 锻炼时压腿弯腰的幅度不要太大，否则不但达不到预期的目的，还会造成椎间盘突出；

5. 提重物时不要弯腰，应该先蹲下拿到重物，然后慢慢起身，尽量做到不弯腰。

▶ 产后预防措施

1. 加强锻炼：增强腰部肌肉力量，长期缺乏身体锻炼，腰部肌肉力量减弱，不利于保护椎间盘；

2. 避免提重物：产妇自己不要抬重物，如不得已动作不要过猛；

3. 休息：充分的睡眠可帮助产妇恢复体力，恢复肌肉的弹性；

4. 适当控制体重：大多数产妇产后体重都有明显的增加，过于肥胖的腹部，增加了腰部负荷；

5. 保暖：产妇的体质非常虚弱，容易受凉，尤其是怀孕期间受力较重的腰部，更容易受到风寒侵袭，所以要做好保暖。

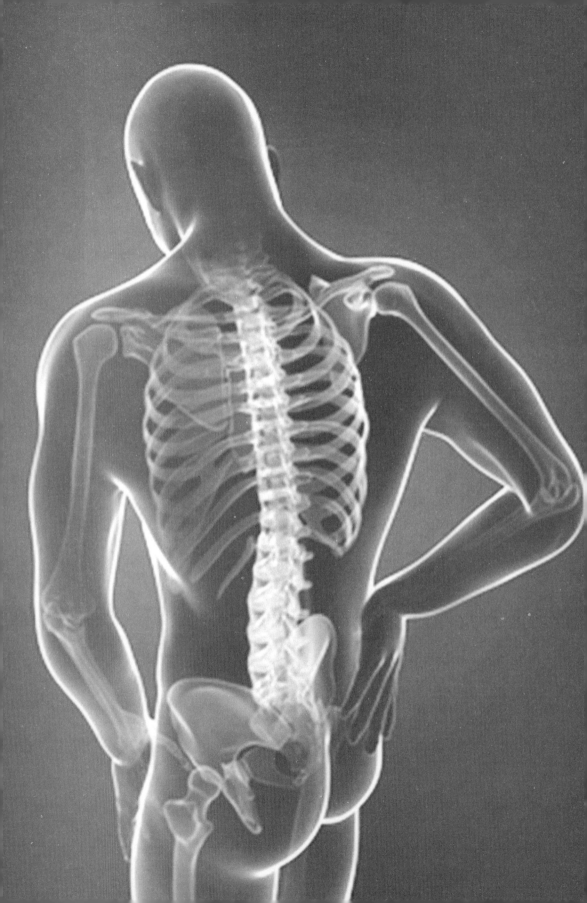

第二章

腰部疾病的治疗方法

　　腰椎病大多可以实施保守治疗，只有很少一部分需要手术干预。有资料显示，在中国大陆地区寻求治疗的脊柱软组织损伤类患者中，约99%以上主要接受保守治疗（欧美的统计约为95%），只有不到1%的患者接受手术治疗（欧美约为5%）。关于手术治疗方法有许多脊柱外科专著给予介绍，这里仅就保守治疗的基本方法做简要介绍。

　　目前，临床上比较常用的保守治疗方法很多，甚至跨越多个专科，我国的情况尤其如此。那么，从众多的治疗当中，如何选择恰如其分的、适合自己病情的治疗呢？这往往是患者十分头痛的问题。本章主要介绍各种常见保守治疗的基本原理，使患者初步明确对自己疾病可能有效的治疗方法。保守治疗大致可以分成两类，一是非结构干预类保守治疗，二是结构干预类保守治疗，简介如下。

一　非结构干预类保守治疗的基本方法

　　所谓非结构干预，是指对腰椎关节结构不进行干预的保守治疗。常见方法如下。

◇支具固定

　　支具固定的主要器具有硬腰围、胸腰支架等固定器具。

▶ **主要机制**：限制腰椎的活动。通过制动，减少局部损伤性的刺激，达到消除局部损伤性炎症、缓解疼痛的目的。

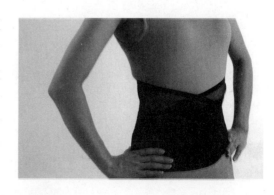

▶ 适应证：大部分腰椎疾病的急性期，如发生了典型的神经根刺激或急性腰痛症状者。此时，患者任何腰部动作都可能诱发或加重症状。

注意事项

● 极少数皮肤过敏者，不宜佩戴皮腰围。

● 腰围需要按照医生的医嘱佩戴，一般只是在刺激症状严重、脊柱容易失稳时才佩戴。即便在急性期，卧床状态下也不必佩戴腰围。

● 如果疼痛基本缓解或只是偶发疼痛，一般不必佩戴腰围。长期佩戴支具会造成椎旁肌肉僵硬，甚至萎缩。

◇卧　床

卧床休息是最古老、最常用的保守治疗方法。

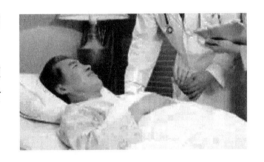

▶ **主要机制：**与支具固定一样，也是一种制动手段。同时可以减轻关节负荷。

▶ 适应证：同支具固定。

注意事项

● 同时伴有颈椎病的患者要尽量减少绝对卧床时间，因为卧床会造成颈部肌肉缺血和关节僵硬，不利于颈椎疾病的恢复。很多腰椎疾病患者长期卧床后都继发形成了颈椎问题。

● 急性期患者也不必整天卧床，只要不产生刺激性症状，就应该做肢体的规律性运动。

● 卧床的床具应该是硬板床加厚褥子，棉质褥子的厚度大约是5～10厘米，也可以睡加强型的席梦思床垫。判定床硬度的简易方法是：患者仰卧位，全身放松，家人用手平展开伸到腰下，如果感觉到有阻力但能够大部分插入，意味着床的硬度恰到好处；如果十分用力也很难插入，说明床具太软；若很容易插入，则说明床具太硬。

◇药　物

药物治疗是一种非常重要的治疗手段。药物大致分成镇痛消炎、营养神经、改善血液循环等几种类型。

▶ **主要机制：**通过药物治疗达到消除刺激性炎症和水肿（水肿期的患者一般会有比较剧烈的疼痛）、改善神经营养状态（神经功能障碍患者一般存在无力、麻木等感觉异常症状）和局部血液循环（主要针对慢性疼痛、僵硬症状为主的患者）等。

▶ **适应证：**根据状况的不同，采用不同的药物。

注 意 事 项

● 急性疼痛期多使用非甾体类消炎镇痛药物，有时甚至会增加一些脱水药物。

● 慢性炎症状态时，可使用一些改善微循环类药物。

● 有神经损伤征象时应该使用一些神经营养剂。

● 一般亚急性期或慢性恢复期的患者可以使用一些中药或中成药，但中药的使用需要辨证实施才会更为准确。根据患者情况的寒热虚实和个体状态辨证用药是中医的精髓，因此不能以病求药，要以证求药。正规的中医师会结合患者的个体情况给出恰当的中药处方或成药。

◇**针灸（针刀）**

针灸是最为古老的治疗方法，传统上用于镇痛治疗。

▶ **主要机制：**针灸是针刺和艾灸两种治疗的统称，临床上更为常用的是针刺治疗。针灸的治疗机制并没有完全阐明。一般认为，针刺属于一种非伤害性刺激，可以调节神经递质的分泌，改变神经对冲动刺激的感应，进而达到镇痛效应。通过镇痛效应实现局部肌肉痉挛的缓解，使关节刺激性绞锁状态得到改

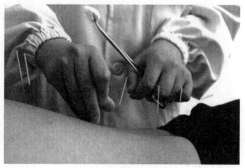

针刺治疗

善。艾灸则是通过艾草的温经散寒止痛作用，在特定的穴位上堆积点燃后通过温热效应达到促进局部血液循环、解痉镇痛效应。临床上，针刺的应

用远比艾灸普遍。

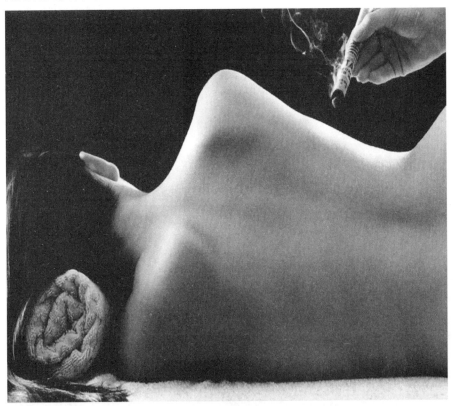

艾灸治疗

针刀治疗是近30年来出现的一种微创疗法，结合了中医针灸理论和现代软组织剥离术的一些基本理论，是中西医结合的产物。尽管其理论仍然存在许多争议，但在国内医疗市场的确占据了一席之地。作者认为，针刀治疗主要通过微创针具在受累疼痛局部做松解剥离，达到解除局部粘连、改善局部血液循环的作用，甚至可以切断部分感觉神经纤维、截阻痛觉反射传导，进而达到镇痛效应。

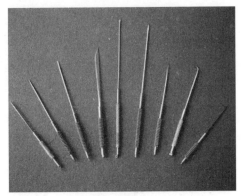

不同类型的小针刀

▶ **参考适应证**：疼痛、麻木症状为主的各种疾病，理论上都可以使用针灸或针刀治疗。

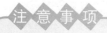

注 意 事 项

禁用或慎用针刀治疗的情况如下

● 严重内脏疾病或体质虚弱不能耐受针刺或针刀刺激者。

● 全身或局部有急性感染性疾病不能接受针灸和针刀治疗。

● 施术部位有重要神经血管或有重要脏器而施术时无法避开的一般不能做针刀治疗。

● 凝血机制不良或有其他出血倾向的患者慎用针灸治疗，禁用针刀治疗。

● 精神敏感、血压高、心脏病患者慎用针灸治疗，禁用针刀治疗。

● 恶性肿瘤患者禁用针灸或针刀治疗。

 ◇封 闭

封闭治疗是一种神经阻滞治疗技术，是以麻醉制剂为主的局部药物注射治疗。

▶ **主要机制**：利用麻醉制剂的神经阻滞效应，辅佐应用类固醇制剂（目前也有混用神经营养等药物），达到局部缓解炎性损伤刺激的效应。封闭主要分为痛点封闭、椎旁小关节封闭、神经根封闭、硬膜外封闭、骶管封闭等。消除局部刺激和水肿是封闭治疗的主要作用，对于异常结构（如骨刺或突出椎间盘等）并没有溶解或消融作用。

▶ **适应证**：各种炎性刺激性急慢性软组织疼痛都可以使用封闭治疗。

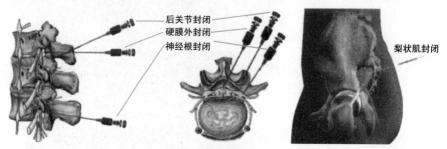

常见腰椎封闭点示意图

注 意 事 项

　　局部封闭治疗属于一种传统的常规骨科或软伤科治疗方法，安全可靠，历史悠久。但是，如同其他所有侵入性治疗一样，封闭治疗也有可能出现一些比较罕见的副作用。有下列事项需要提醒患者：

　　● 尽管使用药典规定的不需要做过敏实验的常规药物，但仍然会出现极个别的药物过敏现象，医生常常无法预测，患者则需要慎重选择。

　　● 有时可能因紧张等因素出现体位性晕厥或疼痛性休克。因此，患者一定要向医生告知既往病史，尤其是心脑血管疾病的病史，并尽量放松情绪，配合完成治疗。

　　● 封闭操作时，恐惧或体位变化可能导致肌肉痉挛、滞针等现象。患者应尽量保持放松状态。当偶然需要咳嗽等体位变化动作时，一定要先向医生示意，避免发生意外。

　　● 不要空腹接受封闭治疗。

◇理 疗

　　理疗是指利用各种物理仪器或物理效应达到治疗目的的方法。

　　▶ **主要机制**：通过物理仪器发出的电、磁、热等效应，在损伤组织部位起到消炎、改善微循环等作用。

　　▶ **适应证**：主要用于相对表浅的急慢性关节及软组织劳损性炎症刺激。但许多具有明确温热和肌肉电兴奋的理疗治疗不能用于急性损伤和比较严重的损伤性刺激。

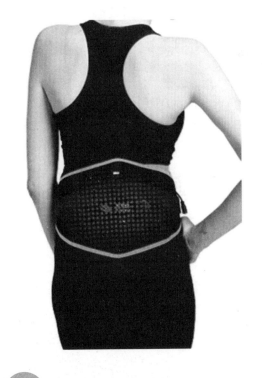

注意事项

● 理疗是一种很常用的治疗手段，理疗仪器大多是通过某种效应作用到浅层软组织（约1厘米）来达到目的的。脊柱关节损伤的位置比较深（一般都在5厘米以上），一般理疗仪器的作用效果很难达到。即便是激光类穿透力很强的理疗仪器能够达到相应的深度，也不能产生足够的能量。因此，理疗治疗主要是针对相对浅表的组织损伤，对于比较深在的脊柱关节损伤，很难达到所期待的疗效。

● 目前有很多简单的家庭用理疗仪器，大多以脉冲电、磁效应为主，可以达到一定程度的肌肉放松和消炎镇痛作用。但是，有些厂家的宣传对产品的功效有所夸大，甚至说成无所不治的万能仪器。除了需要认真阅读产品说明书以外，患者必须明确，由于对家用理疗仪器安全性能要求比较高，其治疗性能会因此相应地大打折扣。

◇ **非结构干预保守治疗的缺憾**

上述各种治疗对于脊柱的力学结构紊乱都不做调整，只是聚焦于结构紊乱引发的软组织刺激性炎症。我们知道，无论是哪种脊柱劳损与退变性疾病都与结构状态失常有关，单纯处理紊乱引发的局部软组织刺激，有时也可以使关节紊乱得到恢复，但这种恢复大多并不完善。而结构紊乱状态不能得到圆满的纠正，必然影响脊柱力学的平衡。

换句话讲，如果脊柱关节出现紊乱（无论是继发于周围软组织损伤，还是本身的关节错位），只是通过各种办法去缓解周围刺激性炎症或镇痛，一般很难达到错位结构的完全恢复。当软组织刺激消除以后，即便疼痛症状消失，结构紊乱仍然可能存在或部分存在，最后导致结构失衡的残存，为将来的力学结构平衡留下隐

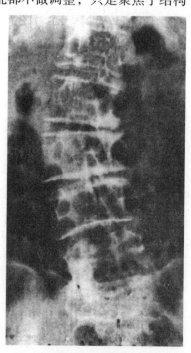

64岁妇女的腰椎片

患。图为一个64岁农村妇女的腰椎X光片，可以看到明显的腰椎侧弯。患者叙述曾经多次发生腰椎的劳损和扭伤，但从未认真经过关节调整治疗，大多依靠吃药或卧床缓解症状。随着年纪的增长，症状越来越频繁，最后不得不住院治疗。这与年轻时的治疗不当有关。当时的治疗没有对紊乱的关节进行调整，使关节紊乱残存和遗留，最终导致腰椎不稳。

二 结构干预类保守治疗的基本方法

顾名思义，所谓结构干预是指那些对脊柱结构会产生力学影响的治疗方法，主要包括以下几种。

◇ 牵 引

牵引治疗是颈腰椎损伤与退变类疾病最常进行的、较为传统的保守治疗方法之一，很早就在教科书上有所记载。

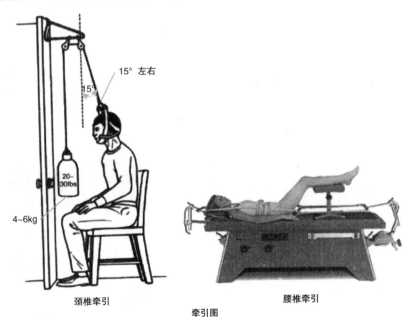

15° 左右

15°

20~
30lbs

4~6kg

颈椎牵引　　　　　　　　　腰椎牵引

牵引图

▶ **主要机制：** 牵引的原理无外乎减少椎间压力负荷，缓解小关节刺激及椎旁肌痉挛。其治疗关键在于拉开椎间隙、增大椎间孔、松解椎间关节（间盘及后关节）绞锁，达到减缓压力负荷的目的。

▶ **主要作用：** 理论上讲，腰椎牵引可以达到拉开脊柱各个椎节间的间隙，甚至可能使得已经突出椎间盘组织被还纳回去，进而减少突出髓核组织对神经根的刺激。但是，最近几十年有许多研究表明，牵引虽然可以拉开腰椎椎节的椎间隙，但并不具备使得突出椎间盘还纳的效应。

▶ **适应证**：牵引的适应证与卧床的适应证基本相同，主要用于急性刺激状态下的腰椎关节紊乱或腰椎间盘突出症，特别是存在脊柱侧弯的患者。

注 意 事 项

● 牵引治疗目前有泛滥的趋势。似乎所有的腰椎疾病都采用牵引治疗，这是不可取的。最简单的评价办法就是疗效观察，如果出现牵引过程中或牵引后症状加重或毫无疗效都不应再行牵引治疗。

● 倒挂腰椎牵引也是比较时髦的牵引治疗。但是，有些老年患者或有心脑血管疾病的患者最好不要使用。

● 腰椎牵引存在一定的风险，自己在家用简易或商场买的牵引器做腰椎牵引要格外小心，时间过长、重量过大等情况都可能造成损伤。由于牵引不当造成损伤加重的病例并不少见。

倒挂牵引

◇一次性"腰椎三维正脊疗法"

在临床应用传统牵引治疗时，医生们发现，在许多情况下，脊柱力学紊乱疾病的主要原因并不是所谓的椎间隙狭窄，而是后关节痉挛性绞锁（错位）。一般的牵引治疗不能完全缓解关节的不对称绞锁和椎体的旋转位移，所以，应运而生了腰椎三维正脊疗法，即在腰椎牵引状态下，增加一个突发的旋转扭力，借此达到缓解和纠正关节错位的效应。这种治疗对于关节紊乱的纠正可能会带来一定效果，临床上也的确取得了一定的疗效，这也是基于各种脊柱手法的基本原理而设计的牵引方法。但作者认为，和一般的脊柱手法一样，这种方法对突出的椎间盘不可能产生任何还纳效应。另外，机器设定的旋转扭力的依据与操作者的经验有关，因此，可能会因为定位精确度、扭力设定错误造成意外损伤，疗效有时并不理想，故而在选择这种治疗时要十分慎重。

▶ **手法治疗：**有很多门派，包括中医的推拿疗法（别称正骨、按摩等），欧美的整脊疗法、整骨疗法、手法物理治疗，手法骨科、手法外科等。如果我们不考虑其门派的特点，单纯根据手法的作用形式可以分成下面三种类型。

1. **关节松动：**也称为关节运动手法，是一种使关节在运动极限内被动实施运动的方法。通过关节运动幅度的逐渐增加，松解关节周围软组织的痉挛，达到缓解关节紧张、涩滞的状态，改善局部血液循环，促进炎症的吸收。欧美的整骨治疗师和手法物理治疗师都将这种手法专门别类，在我国则被兼容于推拿手法之中。

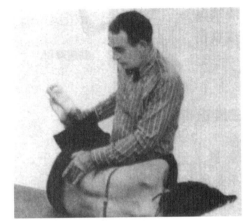

椎关节松动术

2. **关节调整：**也可称为冲击手法。该手法是针对关节出现绞锁的解锁手法，或叫关节纠正手法、关节复位手法。通过关节极限位后的冲击调整，使关节解除绞锁，恢复正常的结构和运动状态，进而改善关节周围由于关节绞锁引发的肌肉痉挛性刺激，促进刺激性损伤炎症的吸收。该方法在欧美以整脊治疗医师最为推崇，国内的传统中医及中西医结合正骨、按摩、推拿医师也经常使用。

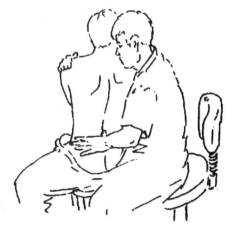

腰椎关节调整

3. **软组织手法：**软组织手法是针对局部软组织痉挛而实施的一种按摩手法，以我国传统中医按摩师最为推崇。传统中医按摩师将按摩手法在皮肤上实施的牵拉、点压、揉捏、摩擦等动作分成十几种形式，通过经验归类和五行类比，赋予不同的功效，并以此指导临床实践达数千年。而西方欧美的软组织手法则目的单纯，以能够达到松解局部肌肉紧张痉挛为基本原则。这种软组织的按摩手法据说具有抑制致痛因子的作用。当然，主要还是用于缓解局部软组织的痉挛紧张状态。

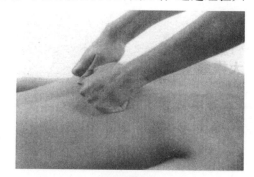

软组织手法

上述三种手法在临床实际的治疗中大多是合并运用的。软组织手法多在先，关节松动次之，关节调整最后。但也有人将软组织手法和关节松动手法合并运用，关节调整手法大多放在最后。国内传统中医推拿医师经常将这三种方法穿插结合，总结成多种套路，形成所谓的推拿疗法。国外则统称为手法治疗（manual therapy）。

▶ **主要机制：**手法治疗是针对两个基本问题设计的治疗方法，一是脊柱关节的刺激性紊乱和畸形状态；二是椎旁肌肉的痛性痉挛。前者主要通过关节手法来进行调整，后者则主要应用软组织手法来进行松解。

▶ **适应证：**手法治疗几乎适合于各种类型的脊柱劳损与退变性疾病。但在具体实施时需要十分谨慎。

注 意 事 项

● 在中国，脊柱手法治疗被包括在推拿、按摩、正骨等治疗之中，不同的医师有不同的侧重，或者侧重软组织，或者侧重骨关节，但无论侧重点有何不同，脊柱关节调整都是脊柱手法的核心。

● 相对其他部位来讲，脊柱手法治疗有很高风险，没有经过医学基本培训或正规训练的人，很难把握手法治疗的尺度，容易出现偏差。

● 对有些类型的脊柱劳损与退变性疾病要十分慎重地实施手法治疗，主要包括那些出现脊髓和神经根刺激症状的患者。对有些关节损伤比较严重的患者也要慎重实施手法，尽量避免接受粗暴的手法治疗。

◇全麻大推拿

20世纪中叶，流行过一段全麻大推拿手法（manipulationunder anesthesia，MUA）。这种方法的基本理论是通过全身麻醉阻滞疼痛感觉，使疼痛刺激性痉挛状态得以解除，从而比较顺利和容易地实施关节位置的调整和复位。全麻大推拿曾经在东西方都很流行。但是，由于该方法麻痹了患者的感觉神经，使患者失去感知和保护能力，在关节复位出现手法意外时，会对局部敏感组织（如神经根等）造成严重损伤。麻醉药药效消失后则可能表现出严重的刺激反应。况且，麻醉本身也存在一定的风险，患者选择时要十分慎重！

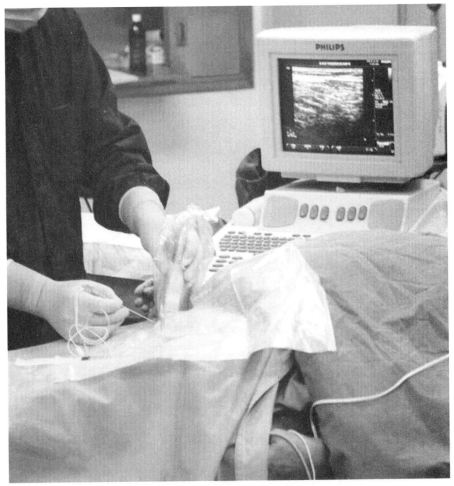

麻醉下腰椎关节调整术

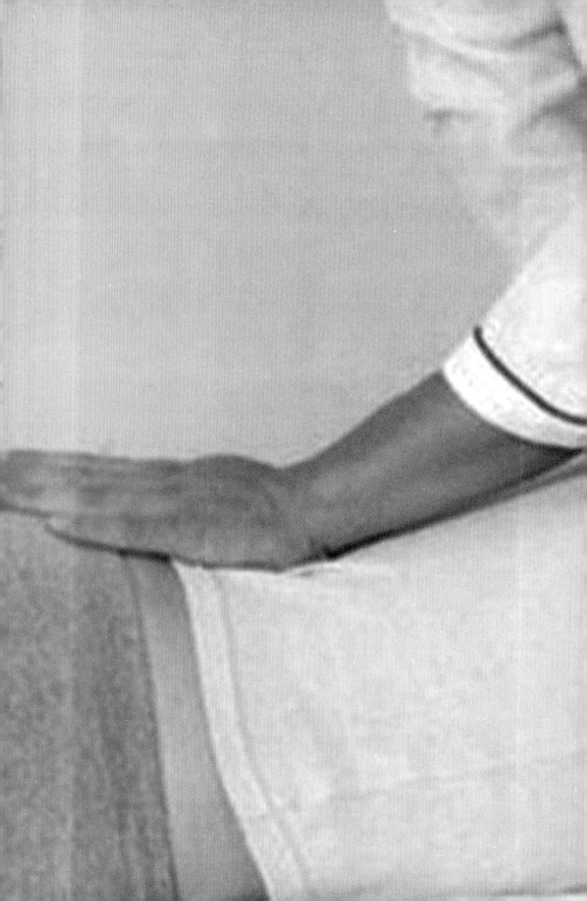

第三章 腰椎疾病的按摩疗法

第一节

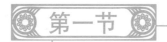

轻松教你找穴位

一　手指度量法

中医里有："同身寸"一说，就是用自己的手指作为穴位的尺度。人有高矮胖瘦，骨节自有长短不同，虽然两人同时各测得1寸长度，但实际距离却是不同的。

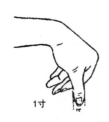
1寸

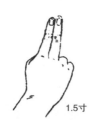
1.5寸

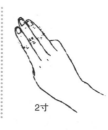
2寸

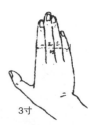
3寸

二　徒手找穴法

触摸法

以大拇指指腹或其他四指，手掌触摸皮肤，如果感觉到皮肤有粗糙感。或是会有尖刺般的疼痛，或是有硬结，那可能就是穴位所在。如此可以观察皮肤表面的反应。

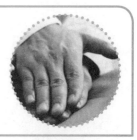

抓捏法

以食指和大拇指轻捏感觉异常的皮肤部位，前后揉一揉，当揉到经穴部位时，感觉会特别疼痛，而且身体会自然地抽动想逃避，如此可以观察皮下组织的反应。

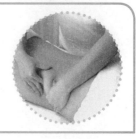

按压法

用指腹轻压皮肤，画小圈揉揉看．对于在抓捏皮肤时感到疼痛想逃避的部位，再以按压法确认看看。

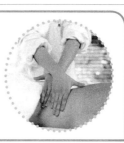

三 标志参照法

▶ 固定标志：如眉毛、脚踝、指或趾甲、乳头、肚脐等，都是常见判别穴位的标志，如：印堂穴位在额部，两眉头的中间；膻中穴位在左右乳头连线的中点处。

▶ 动作标志：必须采取相应的动作姿势才能出现的标志，如张口取耳屏前凹陷处即为听宫穴。

四 身体度量法

利用身体的部位及线条作为简单的参考度量，也是找穴的一个好方法。

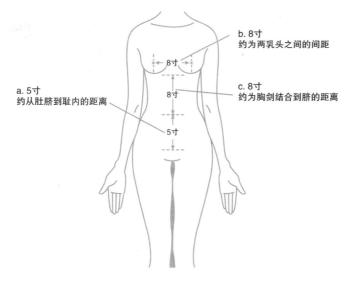

b. 8寸
约为两乳头之间的间距

8寸

c. 8寸
约为胸剑结合到脐的距离

8寸

a. 5寸
约从肚脐到耻内的距离

5寸

◇穴位按摩常用的四大手法

▶ 按法：这是最常用的按摩手法，动作简单易学。

图　例	按摩法	使用部位	说　明	适用部位
	指按法	手指	以大拇指指腹在穴位或局部做定点穴位按压。	全身。
	掌按法	手掌	利用手掌根部、手指合并或双手交叉重叠的方式，针对定点穴位进行自上向下的按摩。	面积较大且平坦的部位，如腰背及腹部。
	肘压法	手肘	将手肘弯曲，利用肘端针对定点穴位施力按压。	由于刺激较强，适用于体型较胖、感觉神经较迟钝者及肌肉丰厚的部位，如臀部和腿部。

▶ 摩法：这是按摩手法中最轻柔的一种，力道仅仅限于皮肤及皮下。

图　例	按摩法	使用部位	说　明	适用部位
	指摩法	手指	利用食指、中指和无名指等指腹进行轻揉按摩。	脸部、胸部和腹部。
	掌摩法	手掌	利用手掌掌面或根部进行轻揉按摩。	胸部和腿部。

▶ 推法：推法操作时，着力部位要紧贴皮肤，用力要稳，速度要缓慢均匀。

图　例	按摩法	使用部位	说　明	适用部位
	指推法	手指	用大拇指指腹及侧面在穴位或局部作直线推进，其余四指辅助，每次按摩可进行4~5次。	范围小的酸痛部位，如肩膀、腰及四肢。
	掌推法	手掌	利用手掌根部或手指按摩。面积较大或要加强效果时，可用双手交叉重叠的方式推压。	面积较大的部位，如腰背和胸腹部。
	肘推法	手肘	将手肘弯曲，并利用肘端施力推进。	由于刺激较强，适用体形较胖及肌肉丰厚之处，如臀部和腿部。

▶ 捏拿法：以大拇指和其余手指的指端，像是要抓起东西的样子，稍用力提起肌肉，这是拿法；而捏法是用拇指和食指把皮肤和肌肉捏起来。

图　例	按摩法	使用部位	说　明	适用部位
	捏拿法	手指	用大拇指、食指和中指的力量，在特定部位及穴位上，以捏拈及提拿的方式施力。力道要柔和，由轻而重再由重而轻。	常用在颈部和肩部及四肢部位的按摩。

◇常用的按摩器具

器　具	适用部位	使用方法	功　效	注意事项
笔	适合面积较小的穴位，如掌部和脚底反射区。	直接在穴位上按摩。	方便随时取用，定点按压疗效好。	因笔盖的形状较多，最好是用圆滑的一面，太尖会容易刺伤皮肤，要轻轻刺激，力道不要太重。
数根牙签	对于脚皮较厚或是角质化定点操作效果最佳。	将20～30根牙签用橡皮筋绑住来轻敲穴位或反射区。	方便随时取用，对硬皮组织可发挥较深入的刺激。	要避免尖锐端造成皮肤的伤害。
梳子	肌肉比较厚的部位，如腰部、大腿、臀部和脚底穴位。	最好是选择前端有一粒一粒小圆球的梳子，可用来拍打身体，让肌肉局部放松，改善血液循环。	方便，随时可取用。	前端若没有小圆球，易造成皮肤的伤害。
吹风机	肩颈部或脚底。	将吹风机风口对准穴位或反射区，直到产生灼热感再移开，反复进行。	可不费力地促进局部血液循环。	避免吹强风或靠身体太近，因为吹风机所产生的电磁波会影响人体，小孩不宜。
饮料瓶、杯子	脚底、面部。	坐着让脚底踩在圆柱形饮料瓶上来回滑动，或在面部滑动，可以调整角度以刺激不同的反射区。	方便按摩脚底各反射区，对于脚底肌肉的锻炼有很好的效果。	滚动的速度要慢，并视个人承受的力道用力，不可使用玻璃饮料瓶，避免破裂的危险。

器 具	适用部位	使用方法	功 效	注意事项
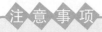毛巾、纱巾	肩颈部和背部。	将毛巾浸入热水后拧干，敷在穴位上；或是以粗毛巾干擦背部。	可促进血液循环，浸热水后可发挥热敷的功效。	应注意毛巾不可过热，以免烫伤皮肤。
高尔夫球	手臂、腹部、腿部和背部。	将高尔夫球置于手掌心下，用掌心的力量控制球的滚动。	可围绕疼痛点画圈似地揉按，促进血液循环	手腕部位较为狭窄，球很容易产生滑动，所以要用手稳住球。
雨伞	肩背部等自己双手不便用力的部位。	雨伞把手抵住背部的肩膀部分，抓住雨伞的中间地带往前方用力拉。	可以缓解肩背部的僵硬、酸疼。	向前拉时注意控制力道，不要划伤皮肤。

注 意 事 项

不可不知的按摩须知

按摩前

● 清洁手部：按摩前双手宜先洗净，剪短指甲，戒指要拿下，避免伤及肌肤。

● 搓热手掌：按摩前最好双手搓热，可提高疗效。

按摩中

● 适当姿势：尽量采取最舒适的姿势，可减少因不良的姿势所引起的酸麻反应。

● 力道平稳：力道不应忽快忽慢，宜平稳、缓慢进行。

按摩后

● 记得喝水：按摩完后可喝500毫升的温开水，以促进新陈代谢，有排毒的疗效。

● 避免浸泡冷水：不可立刻用冷水洗手和洗脚，一定要用温水将手脚洗净，且双脚要注意保暖。

按摩适用证

● 各种闭合性的关节及软组织损伤和肌肉、韧带的慢性劳损。

注 意 事 项

● 皮肤病：黄褐斑、痤疮等。

● 骨质增生性疾病：颈椎骨质增生、腰椎骨质增生、膝关节骨性关节炎等。

● 周围神经疾患：面神经麻痹、肋间神经痛、坐骨神经痛、腓总神经麻痹等。

● 内科疾患：神经官能症、气管炎、肺气肿、胃炎、胃下垂、十二指肠溃疡、半身不遂、高血压、冠心病、糖尿病、胆囊炎、腹胀、头痛。

● 五官疾患：近视、耳鸣、咽喉炎、鼻窦炎、眼睑下垂等。

● 妇科疾病：功能性子宫出血、月经不调、盆腔炎、痛经、闭经、乳腺炎等。

● 儿科疾患：小儿肌性斜颈、小儿脑性瘫痪、小儿消化不良、小儿腹泻等。

按摩禁忌证

● 有皮肤病及皮肤破损处，不易按摩。

● 各种急性传染病患者不能按摩，以免疾病扩散传染和延误治疗。

● 诊断不明的急性脊柱损伤或伴有脊髓症者。

● 内外科危重病人如严重心脏病、肝病、肺病、急性十二指肠溃疡、急腹症等。

● 各种肿瘤、原发性或继发性恶性肿瘤患者都不宜做按摩，以免肿瘤细胞扩散。

● 血液病、出血倾向者、体内有金属固定物按摩后易引起出血者，都不宜按摩。

● 体质虚弱经不起轻微手法作用者和久病、年老体弱等经受不住按摩的人，应慎用按摩，以免造成昏迷或休克。

● 极度疲劳、醉酒后神志不清、饥饿及饭后半小时以内也不宜做按摩。

第二节

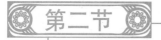

腰痛必知的16大特效穴位

在腰部疼痛时，针对不同的病症，按压相关的穴位，能促进血液流通，松弛僵硬的肌肉，有效地缓解病痛症状。这里介绍的16大穴位，分别对应我们常见的腰痛病症，见效迅速，不仅能镇定精神，还能防止复发。

肾俞穴

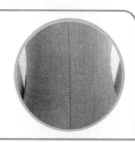

▶ 取穴：位于人体的腰部，当第二腰椎棘突下，左右二指宽处即是。

▶ 主治：针对闪腰造成的急剧疼痛。

承山穴

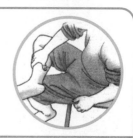

▶ 取穴：在小腿后正中，当伸直小腿或足跟上提时，腓肠肌肌腹下出现的尖角凹陷处即是。

▶ 主治：针对腰背疼痛、坐骨神经痛等。

足临泣穴

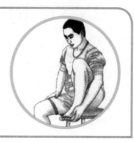

▶ 取穴：位于足背外侧，第四趾趾关节的后方，小趾伸肌腱的外侧凹陷处。

▶ 主治：针对办公疲劳引发的慢性腰痛。

解溪穴

▶ **取穴**：位于小腿与足背交界处的横纹中央凹陷处。

▶ **主治**：针对腰肌劳损造成的慢性疼痛。

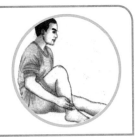

命门穴

▶ **取穴**：在第二腰椎棘突下，两侧肋弓下缘、连线中点，即肚脐正后方处。

▶ **主治**：针对腰扭伤、坐骨神经痛等。

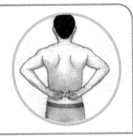

殷门穴

▶ **取穴**：大腿后面当承扶穴与委中穴的连线上，承扶穴下6寸处即是。

▶ **主治**：针对腰背疼痛、腰椎间盘突出症。

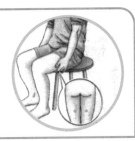

三阴交穴

▶ **取穴**：在人体小腿内侧，足内踝上缘三指宽，踝尖正上方胫骨边缘凹陷中。

▶ **主治**：针对女性腰痛、生理期腰痛等。

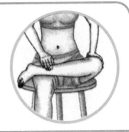

足三里穴

▶ **取穴**：位于外膝眼下3寸，距胫骨前嵴1横指，当胫骨前肌上。

▶ **主治**：针对腰膝酸痛、钝痛、沉重无力。

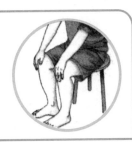

风市穴

▶ 取穴：位于手背无名指与中指、中指与食指的指骨之间的两个部位。

▶ 主治：针对腰重起坐难、腰痛酸软、风湿腰痛等症。

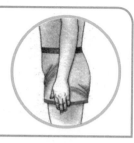

腰痛点穴

▶ 取穴：位于手背无名指与中指、中指与食指的指骨之间的两个部位。

▶ 主治：针对急性腰扭伤、腰肌劳损等。

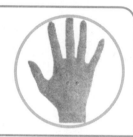

阳陵泉穴

▶ 取穴：位于人体的膝盖斜下方，小腿外侧之腓骨小头稍前凹陷中。

▶ 主治：针对腰部疲劳、腰腿酸痛。

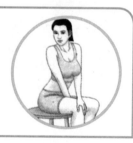

委中穴

▶ 取穴：在膝盖里侧中央，横纹中点，当股二头肌腱与半腱肌肌腱的中间即是。

▶ 主治：针对腰腿无力、腰痛、腰痛不能转侧等。

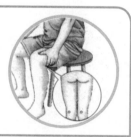

昆仑穴

▶ 取穴：在足外踝后五分处，当外踝尖与跟腱之间的凹陷处即是。

▶ 主治：针对腰背痛、坐骨神经痛、腰骶疼痛等。

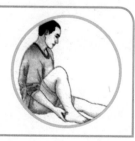

中封穴

▶ **取穴**：在人体的足背侧，当足内踝前，商丘穴与解溪穴连线之间，胫骨前肌腱的内侧凹陷处。

▶ **主治**：扭腰、回头或睡觉翻身等腰痛。

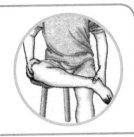

环跳穴

▶ **取穴**：自然站立，同侧手叉腿臀上，四指在前，大拇指指腹所在位置的穴位即是。

▶ **主治**：针对腰肌疼痛、坐骨神经痛、腰部肌炎等。

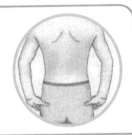

后溪穴

▶ **取穴**：在人体的手掌尺侧，微微握拳，当第五指掌关节后远侧，掌横纹头赤白肉际。

▶ **主治**：针对闪腰、腰部急性扭伤、腰肌劳损等。

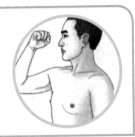

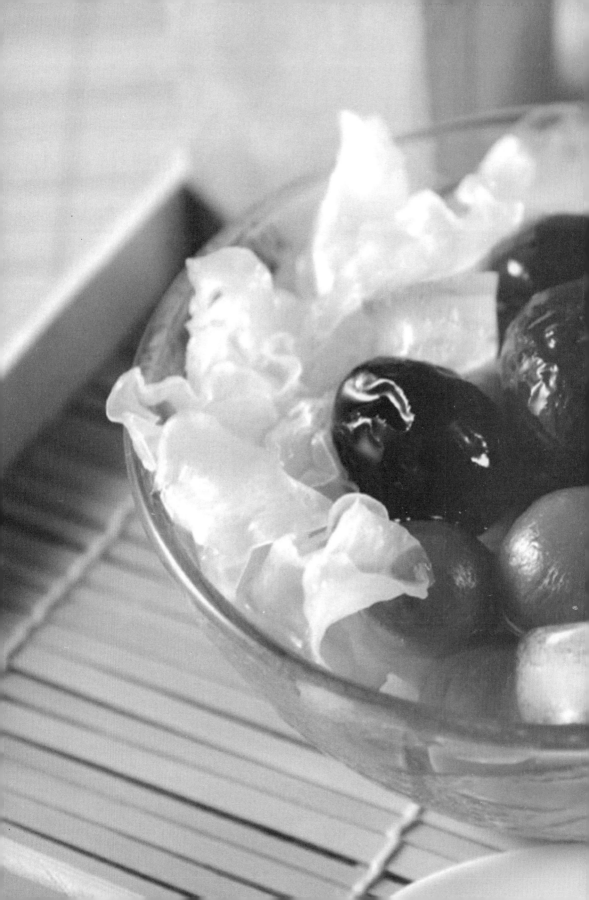

第四章
腰痛病的食疗方法

药膳食疗

◇乌头汤

▶ **食材**：香米50g，生川乌10g，薏苡仁6g，姜汁、蜂蜜少许。

▶ **做法**：将香米、川乌、薏苡仁一同放入锅中，加水500ml，水沸后取微火煮，并下姜汁、蜂蜜3勺，煮至米烂为度。

▶ **功效**：具有温经散寒、除痹止痛的作用。

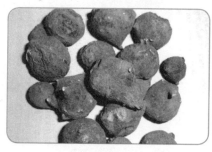

生川乌

◇乌头粥

▶ **食材**：川乌（研末）5g，蜂蜜适量，生姜2片，粳米50g。

▶ **做法**：将以上食材入砂锅，加适量水慢火熬成稠粥。早、晚服食，每日1次。

▶ **功效**：具有祛风除湿的作用；连服3~5天。

◇腰花粥

▶ **食材**：猪腰子1副，粳米100g，葱白、味精、姜、盐、黄酒各适量。

▶ **做法**：将猪腰子洗净去筋膜，切成小块，入沸水中略烫备用；粳米洗净，加水适量小火熬成粥，加入腰花及上述佐料，煮沸后食用。

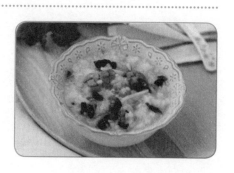

▶ **功效**：具有滋肾利水的作用。

◇羊肉米粥

▶ **食材**：羊腿肉250g，粳米200g。

▶ **做法**：将羊腿肉洗净，切成小块，开水浸泡，去浮沫，置锅中；加粳米及清水500ml，急火煮开3分钟，文火煮30分钟，成粥。趁热食用。

▶ **功效**：具有补肾阳、通筋脉、壮腰脊的作用。

◇鸡血藤粥

▶ **食材**：鸡血藤15g，红花6g，粳米250g。

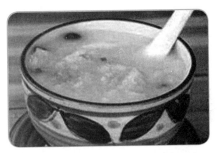

▶ **做法**：将鸡血藤洗净，去杂质；红花洗净去杂质；粳米淘洗干净；鸡血藤放入炖锅内，加水100ml，用武火烧沸，文火炖煮25分钟，去药渣，留药液待用；粳米放入锅内，加水800ml，放入鸡血藤药液和红花，将粥煲熟即成。每日1次，每日吃粥50g。

▶ **功效**：具有活血通经、消肿止痛的作用。

◇雀儿药粥

▶ **食材**：麻雀5只，枸杞子20g，大枣15g，粳米60g，姜、葱、精盐各适量。

▶ **做法**：将麻雀去毛、内脏及头足、切碎，与枸杞子、大枣、粳米一同煎煮，待粥将成时，加入姜、葱、盐，再沸即可。

▶ **功效**：具有补肾、温阳、益精的作用；早晚均可食用。

◇薏米粥

▶ **食材**：生薏米100g，糯米500g，酒曲适量。

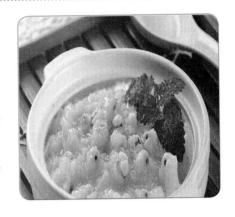

▶ **做法**：先将薏米加水煮至米稠，再将糯米烧煮成干米饭。然后，将两者拌匀，待冷加酒曲适量，发酵成酒酿。每日随量佐餐。

▶ **功效**：具有利湿通络的作用。

◇木瓜苡仁粥

▶ 食材：木瓜10g，生薏苡仁30g，白糖适量。

▶ 做法：将木瓜、生薏苡仁洗净后放入锅中，加水200ml，用文火炖至薏苡仁熟烂，加白糖1匙，稍炖即可。

▶ 功效：具有祛风利湿、舒筋、止痛的作用。

◇茯苓牡蛎饼

▶ 食材：茯苓细粉、米粉、羊骨细粉、生牡蛎细粉、白糖各等份。

▶ 做法：取以上诸粉，加水适量，调和成软面，擀成薄片，加适量油、盐，做成小饼，烙熟即成。

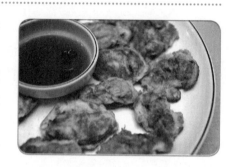

▶ 功效：具有补脾肾、壮筋骨的作用。

◇桑枝鸡

▶ 食材：鸡肉250g，桑枝60g，绿豆30g。

▶ 做法：将鸡肉、桑枝、绿豆洗净，并将桑枝切断，一同放入锅内，加水适量，清炖至肉烂，以盐、姜等调味，饮汤食肉，量自酌。

▶ 功效：具有清热通痹、益气补血的作用。

◇蜜汁木瓜

▶ 食材：木瓜1个，蜂蜜适量，生姜2g。

▶ 做法：将木瓜洗净，去皮切片，放入锅中，加水调适量蜂蜜至300ml，放生姜煮开，微火煮约10分钟即可。喝汤食木瓜，量自酌。

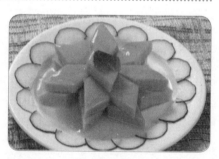

▶ 功效：具有祛风利湿、舒筋止痛的作用。

◇法制黑豆

▶ 食材：黑豆500g，山茱萸、茯苓、当归、桑葚、熟地、补骨脂、菟丝子、旱莲草、五味子、枸杞子、地骨皮、黑芝麻各10g，食盐100g。

▶ 做法：将黑豆用温水浸泡30分钟，备用；再将其他12味药装入纱布袋内，扎紧，放入锅中，加水适量，煎煮半小时，取出药液，如此煎煮4次，将药液合在一起；取药液、黑豆、食盐，至豆熟液涸，取出曝晒至干，装入罐内或瓶内备用。每日适量嚼食。

▶ **功效**：具有补肾养肝、强筋壮骨的作用。

◇杜仲羊肾

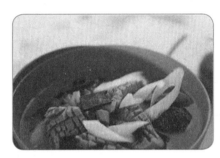

▶ **食材**：杜仲50g，羊肾4个，荷叶各适量。

▶ **做法**：将羊肾去筋膜，切开洗净，将杜仲焙研细末放羊肾内外用荷叶包住，再包2~3层湿纸，慢火煨熟。用少许白酒佐食。

▶ **功效**：具有补肾阳、疏通经络的作用。

◇核桃鸭子

▶ **食材**：核桃仁200g，荸荠150g，老鸭1只，鸡肉100g，葱、姜、食盐、鸡蛋清、料酒、湿玉米粉、味精、花生油、油菜末各适量。

▶ **做法**：鸭宰杀去毛，开膛去内脏洗净，用开水烫一下，放入蒸笼内，加葱、姜、盐、料酒少许，蒸熟取出，待凉去骨，切成两块；用鸡肉泥、鸡蛋清、湿玉米粉、味精、料酒、盐调成糊；再将核桃仁、荸荠剁碎、放入糊内，淋在鸭子膛内肉上。热一锅油，油熟时放入处理好的鸭肉与鸡肉糊，炸至酥脆捞起沥干油切成块摆盘，四周撒些油菜末，佐餐食用。

▶ **功效**：具有补肾固精、润肠通便的作用。

◇桂蒸鳝片

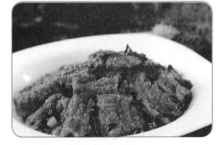

▶ **食材**：大鳝鱼1kg，当归10g，熟火腿肉150g，肉桂8g，黄酒30ml，生姜5片，食盐、味精、胡椒粉、葱、清鸡汤各适量。

▶ **做法**：将鳝鱼剖开，除去内脏、洗净，用开水稍烫一下捞出，刮去黏液，去头、尾段；熟火腿肉切片；锅内放葱、姜、黄酒和水，烧沸后，把鳝鱼段放入沸水锅烫一下捞出，整齐地排列在小盘里，上面放火腿片、肉桂、当归、葱、生姜、黄酒、胡椒粉、食盐、清鸡汤，加盖，把棉纸浸湿，封严盖口上锅蒸至熟透，将熟时挑出葱、姜，加味精即成。

▶ 功效：具有补肾助阳、祛风湿的作用。

◇椒茴煮猪尾

▶ 食材：胡椒12g，大茴香10g，猪尾1条。

▶ 做法：将猪尾去毛洗净切段；与胡椒、大茴香加水适量，煮汤调味、服食。

▶ 功效：具有补腰力、益骨髓的作用。

◇三七炖田鸡

▶ 食材：肥田鸡2只（约200g），三七15g，大枣4枚。

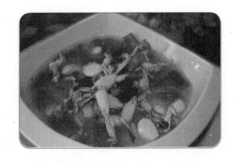

▶ 做法：将肥田鸡去皮、头、内脏；将三七打碎；将大枣去核；同入炖盅，加适量水，大火煮沸后改小火炖1~2小时。饮汤吃肉，每日1次。

▶ 功效：具有益气活血、消肿止痛的作用。

◇茴香煨猪腰

▶ 食材：茴香15g，猪腰1个。

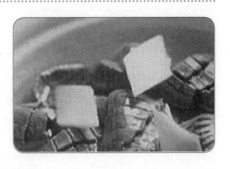

▶ 做法：将猪腰对边切开，剔去筋膜，然后与茴香共置锅内加水煨熟；趁热吃猪腰，用黄酒送服。

▶ 功效：具有温肾祛寒的作用。

◇刀豆炖猪肾

▶ 食材：带壳刀豆30g，猪肾1个。

▶ 做法：将以上食材同煮后食用。

▶ 功效：具有温中下气、益肾补元的作用。

◇壮阳狗肉汤

▶ **食材**：狗肉2kg，菟丝子30g，附片15g，姜片20g，食盐、味精、葱、绍酒各适量。

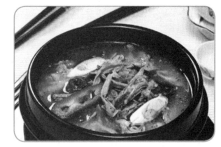

▶ **做法**：将狗肉整块下水焯透，捞出，切成2cm见方小块，下锅用姜片炒，烹入绍酒，然后与包好的菟丝子、附片同入大砂锅，内用食盐味精葱调味，煮沸后，文火炖约2小时至肉烂熟即可。

▶ **功效**：具有益肾壮阳、祛寒除湿的作用。

◇猪肉鳝鱼羹

▶ **食材**：杜仲15g，黄鳝250g，猪肉100g，葱、姜、料酒、醋、胡椒粉、香菜等各适量。

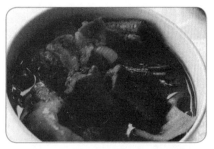

▶ **做法**：先将杜仲水煎去渣取汁备用；将黄鳝去肠肚洗净、切段；将猪肉剁成末，放油锅内炒，加水及杜仲汁，放入鳝鱼段、葱、姜、料酒，烧沸后改文火煮，加醋、胡椒粉起锅，撒上香菜。

▶ **功效**：具有补肝肾、益气血、祛风通络的作用。

◇豨莶猪蹄饮

▶ **食材**：豨莶草100g，杜仲80g，猪蹄（7寸）1只，黄酒1000ml。

▶ **做法**：将猪蹄洗净，置砂锅内，加水500ml煮熟后，再将上述药物入锅，一起煮熟即可，每次30ml，每日3次，口服。

▶ **功效**：具有祛风散寒、温经活血的作用。

◇木瓜排骨汤

▶ **食材**：猪肋排、木瓜、香菇、姜、盐、鸡精各适量。

▶ **做法**：选择半生熟的木瓜，削皮去籽，切块备用；新鲜的香菇去蒂，洗净，切条；新鲜的小排用热水煮去掉杂质及腥味，捞出用清水洗净；排骨放锅内加适量清水用大火煮开，然后转小火炖30分钟，放入香菇，煮出香味，加入姜片，再煮1分钟左右，放上切好的木瓜，煮到木瓜软烂，加盐、鸡精调味即可。

▶ **功效**：具有舒筋络、活筋骨的作用。

◇**乌蛇牛肉煲**

▶ **食材**：乌梢蛇1条，川牛膝、淮牛膝、威灵仙各15g，食盐、黄酒、味精、姜片等佐料适量。

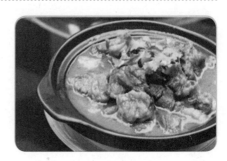

▶ **做法**：先将川牛膝、淮牛膝、威灵仙清洗后用布包好，放入汤煲中，注入两汤碗水，开火煲之；乌梢蛇去皮及内脏、头尾，用清水洗净，分段切开；待汤煲水开时，把蛇段及姜片放入，待水再翻滚，便可用小火煲，直煲至半碗水便可加盐、黄酒、味精等佐料适量，即成佐餐服用，吃肉喝汤。

▶ **功效**：具有祛风通络、散寒壮腰的作用。

◇**秦艽炖老鸭**

▶ **食材**：秦艽、豨莶草各20g，丹参、川牛膝、淮牛膝、金银花各15g，老鸭1只，姜、盐、黄酒、味精各适量。

▶ **做法**：将老鸭去内脏，用凉水冲洗干净，并将秦艽、豨莶草、丹参、川牛膝、淮牛膝、金银花用纱布袋装好放人鸭肚内，同时加入姜、盐、黄酒适量；在用武火烧开后再用文火炖至鸭肉烂熟，去渣后加入适量味精调和，即可食用，吃肉喝汤。

▶ **功效**：具有祛风通络、除热壮腰的作用。

◇**麻雀龙眼汤**

▶ **食材**：麻雀4只，龙眼肉20g，黄酒、生姜、葱、精盐各适量。

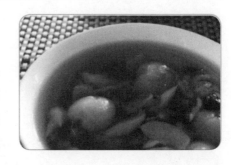

▶ **做法**：将麻雀活杀，去头爪、皮毛及内脏，洗净，置锅中，加龙眼肉，清水200ml，急火煮开，去浮沫，加黄酒、生姜、葱、精盐等文火煎煮20分钟，即可食用。

▶ 功效：具有壮阳温肾、强筋止痛的作用。

◇三七猪脚筋汤

▶ 食材：猪脚筋200g，精瘦肉50g，三七15g，大枣4个。

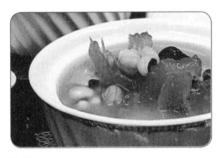

▶ 做法：将猪脚筋与瘦肉入沸水氽；将三七打碎；将大枣去核；同入砂锅，水沸后改小火煮1～2小时。饮汤吃肉，每日1次。

▶ 功效：具有活血定痛、强筋壮骨的作用。

◇穿山龙炖公鸡

▶ 食材：穿山龙75g，川草乌各20g，威灵仙15g，小公鸡1只。

▶ 做法：将上药加水500ml，煮成250ml；去渣再加水250ml，煮成125ml；将先后煮好的药水放入煲内，再加小公鸡（去肠杂），同煮熟，临食时加酒适量（五加皮酒或当归酒更好）。连肉及汤，分2次服完。

▶ 功效：具有舒筋活血、祛风止痛的作用。

◇茯苓羊肉包子

▶ 食材：茯苓30g，面粉1000g，鲜羊肉500g。

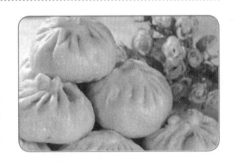

▶ 做法：先取茯苓煎煮3次，每次加水适量，沸后1小时取药汁；3次药液合并加入面粉，发面；将羊肉剁成肉末，与其他佐料拌成肉馅；待面发好后，做成包子，蒸熟食用。

▶ 功效：具有温补脾肾的作用

◇桑葚杞子米饭

▶ 食材：桑葚、枸杞子各30g，粳米80g，白糖20g。

▶ 做法：取桑葚、枸杞子、粳米加水适量并放入白糖，文火煎煮焖成米饭。

▶ 功效：具有滋阴补肾的作用。

◇续断炖猪腰子

▶ 食材：川续断20g，猪腰子2个，姜10g，葱15g，盐4g。

▶ 做法：把川续断洗净，切成5cm长的段；猪腰子洗净，一切两半，取出臊腺不用，切成5cm长的腰花；姜切片，葱切段；把腰花、川续断放炖锅内，加入姜、葱、盐、水250ml；把炖锅置武火上烧沸，再用文火煮30分钟即成。每3日1次，一次吃完猪腰子喝汤。

▶ 功效：具有补肝肾、强筋骨、通血脉的作用。

◇炖杞子腰花汤

▶ 食材：猪肾（或狗肾、羊肾、牛肾）2个，枸杞子、续断各50g。

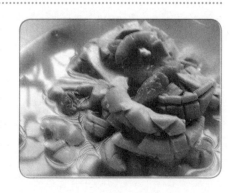

▶ 做法：将猪肾去臊根，剖开洗净，与枸杞子、续断一起，加水2000ml煎煮，浓缩至1500ml，放入食盐、葱、姜等调料，即可食用。每日2次，每次100~150ml，口服。

▶ 功效：具有补肾助阳、强腰健肾的作用。

◇葡萄根炖猪蹄

▶ 食材：猪蹄1个，白葡萄根60g，黄酒适量。

▶ 做法：将猪蹄刮洗干净，剖开，放锅内，加洗净切碎的白葡萄根，用黄酒和水各半炖煮至肉熟即可。可作佐餐食用。

▶ 功效：具有祛风逐寒、通络活血的作用。

◇三七地黄瘦肉汤

▶ 食材：三七12g，生地30g，大枣4个，瘦猪肉300g，盐适量。

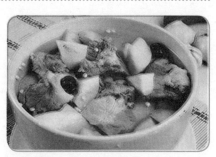

▶ 做法：将三七打碎；同其他洗净的食材入砂锅，加水适量，大火煮沸后改小火煮1小时至瘦肉熟烂，放盐适量。饮汤吃肉，隔日1次。

▶ 功效：具有活血化瘀、定痛的作用。

◇**当归生姜羊肉汤**

▶ 食材：当归、生姜各50g，羊肉500g。

▶ 做法：将以上食材加盐适量，熬汤食用。

▶ 功效：具有活血止痛的作用。

◇**归芪牛膝蒸白鸽**

▶ 食材：当归、牛膝各10g，黄芪20g，白鸽2只，料酒25ml，酱油20ml，姜10g，葱15g，盐4g。

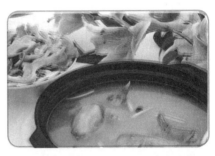

▶ 做法：将当归洗净切片，黄芪洗净切片，牛膝切段；白鸽宰杀后，去毛、内脏及爪；姜切片，葱切段；白鸽放入蒸盘内抹上盐、料酒、酱油，放上姜葱，加水200ml上汤或鸡汤，在鸽身上，放当归和牛膝；把蒸盆放入蒸笼内，用武火蒸45分钟即成。每日1次，每次吃鸽半只。

▶ 功效：具有补气益血的作用。

◇**牛膝血藤烧蹄筋**

▶ 食材：鸡血藤、牛膝各10g，牛蹄筋350g（或猪蹄筋），料酒15ml，盐4g，姜10g，葱15g，酱油20ml，植物油30ml。

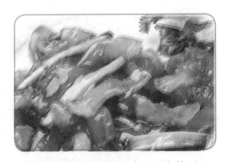

▶ 做法：将牛膝洗净，去杂质，切段；鸡血藤洗净，切片；牛蹄筋发透切4cm长的段；姜切片，葱切段；锅置武火上烧热，加入植物油六成热时，加入姜葱爆香，放牛蹄筋、料酒、盐、酱油、牛膝、鸡血藤炒匀；加水500ml，煮1小时即成。每日1次，每次吃蹄筋50g。

▶ 功效：具有通经活络、强壮筋骨的作用。

◇**木通薏米炖猪蹄**

▶ 食材：木通、党参各20g，甘草6g，薏米30g，猪蹄2个，姜10g，葱15g，盐4g。

▶ 做法：将木通洗净切片；薏米洗去杂质；党参洗净，切片；猪蹄去毛，洗净一切两半；姜切片，葱切段；猪蹄、木通、薏米、党参、甘草、姜、葱、盐放入炖锅内，加水1000ml；炖锅置武火上烧沸，再用文火炖煮1小时即成。每日1次，每次吃猪蹄50g喝汤。

▶ **功效**：具有祛风寒、渗湿、镇痛的作用

◇鹌鹑枸杞杜仲汤

▶ **食材**：鹌鹑1只，枸杞子30g，杜仲15g。

▶ **做法**：鹌鹑去毛及内脏，加枸杞子、杜仲，加水共煎，去药渣，食肉饮汤。每日1次，连服5~7天，间断服用。

▶ **功效**：具有补中益气、清利湿热的作用。

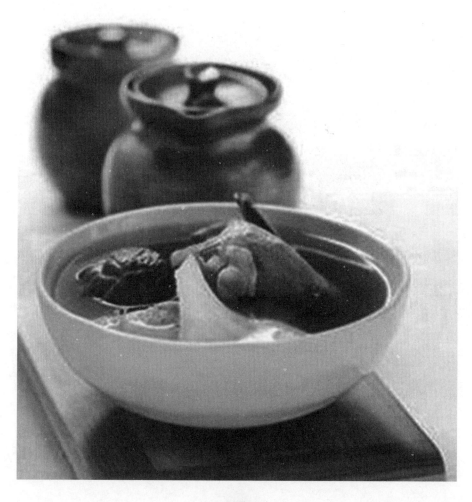

第五章

脊柱的维护与保养方法

一　腰椎病的保养和维护

　　人们可能比较重视高血压、糖尿病、冠心病等疾病的防治，但却忽视了对脊柱劳损与退变性疾病的预防和恢复期康复的关注。在现实中，即使是从事脊椎专科治疗的专业医生也不一定十分了解康复预防方面的专业知识，更何况普通患者和广大百姓。作者根据多年从事脊柱软组织损伤专业的研究和工作经验，在这里给予读者一些比较系统的介绍。

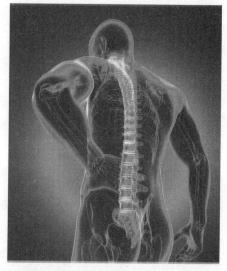

　　有关腰椎健康的保养和维护可以分成两个部分：一是腰脊柱劳损与退变性疾病康复期的保养和训练原则；二是腰脊柱疾病的预防和健康人的脊柱保健。

二　腰椎病康复保健的相关概念

　　脊柱劳损与退变性疾病的保守治疗主要分成两大阶段：一是治疗阶段，二是康复阶段。原则上讲，疾病的任何阶段都可以进行康复训练或锻炼，即便是在急性阶段，也不应该完全放弃尚且可以完成的某些运动训练。有些训练可以边治疗边实施，有助于增强疗效。但是，不同的阶段有不同的康复原则和康复训练方法。

　　在本章，作者根据个人的经验将不同阶段的康复训练原则和注意事项做一简单介绍。治疗阶段一般称为症状期，分为急性阶段和慢性阶段；康复阶段可分为前期和后期两个阶段。首先，介绍一下基本概念。

◇症状期

症状期是指损伤引发机体刺激性反应的阶段。这一阶段的主要特点是脊柱的基本功能受损，患者的基本生活状态受到影响。基本特征是工作能力和生活自理能力丧失或部分丧失；需要给予医疗干预。大致可以分成以下两种情况。

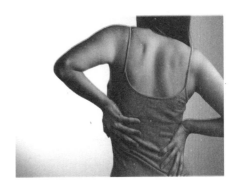

1. 急性症状期

主要指的是损伤的高峰状态。由于损伤刚刚发生或转成严重状态，使得损伤局部出现比较严重的水肿、炎性渗出，受累节段及相邻多个关节、甚至整个脊柱都可能被炎性刺激波及，出现严重的刺激反应。患者感到整个受累区域肌肉痉挛明显，受累局部乃至周围区域大范围活动受限，疼痛难忍，甚至很难找到躲避疼痛的体位。

患者的基本感觉特征：疼痛或不适严重，很难找到不激发症状的姿势或体位，严重影响日常生活，甚至无法自理。

2. 慢性症状期

患者急性期症状开始好转（但有一部分患者并没有急性阶段），症状转入慢性状态。此时，损伤局部还存在着慢性刺激，炎性刺激主要集中在受累节段局部，不向其他节段或区域波及，因此，关节运动受限仅仅限于局部的某个（或几个）方向，比如不能前屈或不能后仰等。

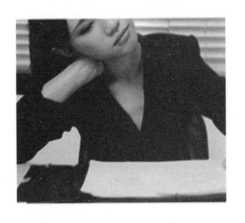

患者的基本感觉特征：疼痛大都可以忍受，可以找到躲避疼痛的多种体位。日常生活可以部分或基本自理，但无法胜任即便是一般的白领工作（即办公室工作）。

◇康复期

康复期是指损伤刺激基本消失，机体进入修复阶段。基本特征是日常生活可以自理或基本自理；工作能力部分恢复；一般不需要实施医疗干预。可以分成以下两个阶段。

1. 康复早期

康复早期是指医生的干预治疗完成以后，局部的痛性肌痉挛已完全缓解，但仍存在深在部位的关节活动受限，甚或关节周围的韧带等组织残留有慢性损伤的瘢痕。由于损伤遗留下的韧带短缩和肌肉僵硬对脊柱的基本功能还会产生一些影响，使其难以达

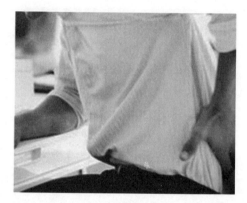

到各种动作的立即启动和某种姿态的持久维持，甚至还会断续出现某些症状，但各种症状大都可以忍受或自行消失。

患者的基本感觉特征：生活基本或完全自理，比较紧张的办公室工作尚不能完全胜任。但在家休闲状态下并无明显症状。

2. 康复后期

康复后期是一个更为长久的机体恢复阶段。这一阶段，从损伤遗留问题的基本消除到机体功能的完全复原，从日常生活基本自理到原始工作负荷的完全恢复，具体情况因人而异。

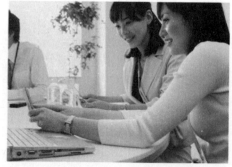

患者的基本感觉特征：生活完全自理，但尚不能胜任较长时间（两三个小时）的静态或动态活动，如稍长时间伏案工作、看电视、打麻将、单臂携重物等，都可能会重新引起症状，但休息后往往会慢慢或立即自行消失。

3. 脊柱亚健康状态的"正常"人群

患者康复后回到社会岗位并非一定是脊柱健康的正常人，虽然症状完

全消失，但仍然不能完全摆脱疼痛或不适的偶然困扰。其实，在现实生活中脊柱完全健康的正常人群几乎不存在。通常意义上的正常人群与康复期

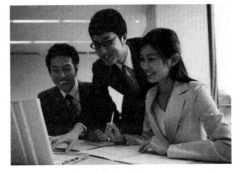

后的患者一样，大都属于脊柱亚健康人群，也可以泛指那些没有因脊柱问题到医院去看过病的、却时常或偶然受到脊柱问题困扰的人群。从实际临床上看，在一生中没有发生脊柱问题的人是不存在的。脊柱亚健康人群可以细分成不同的类别，各有其特点。从"防重于治"这个意义上讲，脊柱的保健问题对这些"正常人群"尤其重要。在本章后面"不同人群的脊柱保健"中会有较为详尽的阐述。

脊柱亚健康的基本特征：可以适应一般的工作状态。但过度劳累，尤其是长期紧张的固定姿势工作时，总会引起少许不适，甚至出现部分轻微症状，稍许休息后症状即可消失。有时会无法应对曾经可以完成的竞技运动和载荷负重。

（三）腰椎病症状期的康复原则

◇急性症状期注意事项及康复原则

▶ **适应证**（患者感觉）经常是某个"寸劲"（不协调动作）引发了腰部的疼痛；也有的患者诱因不明显，疼痛逐渐发生；大多数都有疲劳或着凉病史。疼痛可以逐步加重，甚至导致整个腰背肌僵硬得像铁板一块（痉挛和强直）；有时甚至还会出现下肢的剧烈疼痛；一般都会严重影响到睡眠质量；由于活动受限，生活无法自理或自理困难。

▶ **病理机制**（医生阐述） 腰椎关节软组织损伤的急性阶段，大多源于局部软组织不对称炎性刺激，这种炎性刺激源于不协调动作造成椎旁软组织牵拉损伤，或源于疲劳及寒冷导致的软组织痉挛缺血。由于损伤刺激比较强烈，造成局部组织（肌肉、肌腱、韧带、关节囊、滑膜、神经根组织、鞘膜囊等）的水肿和炎症刺激，引发整个腰椎范围广泛的保

护性关节绞锁。当然，也有更为严重的情况，就是椎间盘内的髓核突出或其他炎性刺激导致椎管内神经根产生水肿，出现更为严重的坐骨神经痛等下肢症状。

◇**基本注意事项及康复原则**

（1）卧床休息：可选择最舒服的卧床体位，尽量不要仰面平卧，因为下肢伸直的仰卧位往往可以造成腰椎前屈加深，致使腰椎关节过度咬合，产生局部关节刺激，容易导致腰背肌紧张加剧，诱发或加重症状。如

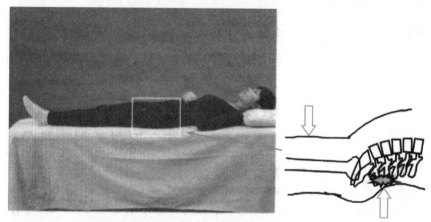

下肢伸直的仰卧位容易导致腰背肌紧张加剧，诱发或加重症状

果平卧，最好在膝关节下面垫上一个膝枕，这样可以使膝关节和髋关节呈现屈曲状态，腰椎关节相对张开，不会引发局部刺激，避免导致肌张力增高和疲劳性损伤。也可以选择屈曲侧卧位，该体位有助于腰背肌的松弛和

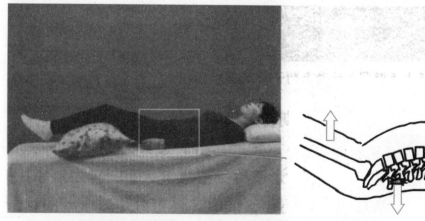

平卧时膝关节下面垫上一个膝枕，可以减轻腰椎关节紧张刺激

休息。急性期患者上、下床常会诱发疼痛和腰椎不稳，可以选用"俯卧翻滚式"上下床的方法，具体见下图。

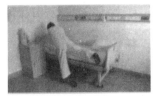 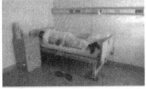 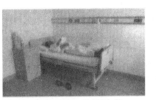

（1）缓慢俯卧在床上，保持躯干与单侧下肢一致　（2）收回支撑腿，形成全身俯卧姿态　（3）整体翻滚成仰卧位

"俯卧翻滚式"上下床。按照（1）~（3）步骤上床：下床步骤与上床步骤相反

（2）床上运动：如果不引起疼痛，可以在床上做下肢交替屈伸活动。每组10~15下，每日4~5组，在每天的不同时段做训练。做屈伸活动时，足跟不要离床，一侧做完再做另一侧。在做的过程中，尤其是做完运动后，若疼痛加重，须停止训练。还可以加做仰卧位背部肌群牵张训练和/或痛侧抱膝训练。这两组训练在做

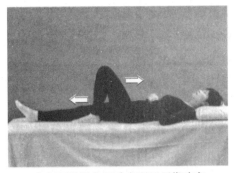

床上下肢屈曲运动有利于早期康复

的时候可以出现一点腰背紧张不适感，但做后会很快消失。

（3）支撑行走：如果不诱发疼痛，上厕所解手后可以顺便在床下少

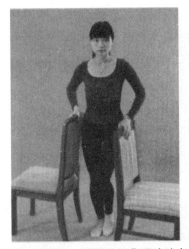 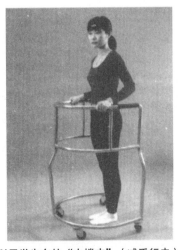

简易支撑行走：撑着椅子背原地踏步　　**利用学步车的"支撑走"（减重行走）训练**

许行走。初期行走最好借助两把椅子，用双臂支撑椅子背，做原地踏步；若有条件，最好借助专用的学步车做行走训练。这种行走被称为支撑走，是一种简易的减重行走，即减轻腰椎负荷状态下的行走，同时，还可以使躯干由于双臂的支撑而挺拔起来，有助于缓解疼痛引发的脊柱侧弯。但若行走时出现疼痛，要立即上床休息。原则是在行走后卧位休息5～10分钟内刺激性疼痛可以基本缓解，否则需减少行走时间。每次下地活动的时间间隔一般在2小时以上，每天总量不要超过4～5次。

（4）如厕方法：如厕时一定要使用坐便，有条件时还可以尽量使用带支撑扶手的马桶，起坐时可以助力。

（5）戴硬腰围方法：除了在床上休息以外，其他任何活动都要戴腰围。

◇慢性症状期的康复原则

▶ 适应证（患者感觉）：这一阶段的特点是大疼变成小疼，广泛部位疼痛变成小区域的疼痛。生活上大多可以完成最基本的自理，诸如上厕所、洗漱、翻身下床等动作。但某个特定的体位还会诱发疼痛，比如，不能坐或站太久（数分钟至十几分

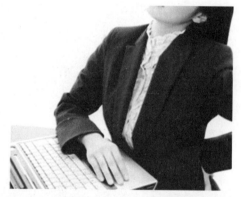

钟）。患者的腰椎局部仍有运动诱发痛，即做某一方向的动作（如弯腰、抬腿等）时会诱发疼痛。

▶ 康复原则（医生阐述）：急性症状期（一般1～2周）过后，就进入慢性症状期。该时期强烈的损伤性炎症刺激已经缓解，病灶影响趋向局部。这是一个非常重要的病理阶段。典型的病理过程是脊柱区域性反应转成节段性反应，亦即原先波及整个腰椎区域的刺激开始仅仅局限在受累椎节。临床表现为整个腰背区域的肌肉和（或）关节痉挛强直状态转变成单纯的受累节段的痉挛和运动受限。由于局部痉挛的存在，患者脊柱仍然不能维持正常的运动功能，也不能胜任长久负荷。由于腰椎局部关节的不对称绞锁和功能受限，局部节段区域内的相关关节等组织刺激仍然存在。

◇**基本注意事项及康复训练**

（1）只要行走时不产生明显疼痛，即可做行走训练。训练时需要注意以下几点：①如果刚站起来时有疼痛，但行走少许时间后疼痛即可缓解或减轻，请记录疼痛缓解或消失所需要的时间，这个时间越短越好。缓解后行走过程中可能再次出现疼痛，此时必须卧床休息，再次出现疼痛的时间越晚越好。如果疼痛没有再出现，再次行走的时间一般不超过30分钟。②刚开始行走时没有疼痛，但行走一段时间后疼痛会出现，此时需要休息。即便没有疼痛，行走也不易超过20分钟。③行走速度要因人而异，相对快一点更好些。一般来讲，每次行走时间不宜超过20～30分钟，但其间若出现疼痛则须立即休息，3～4次/日。④当自然行走躯干侧弯或疼痛比较明显时，仍可继续采用支撑走形式行走。这与下肢瘫痪病人康复训练时使用的减重行走器械相类似，但要便宜和实用得多，也可以用两把椅子做原地踏步，同样能达到类似效果。

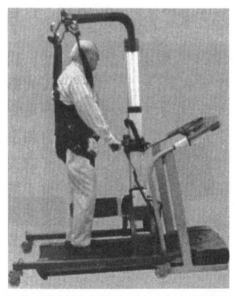

下肢瘫痪患者康复训练使用的减重行走器械

（2）体位改变时仍要十分缓慢和谨慎小心。

（3）日常生活可以尽量自理，但要注意一个基本的原则：以痛为限，要尽量避免能够引发疼痛或不适的动作或姿态。

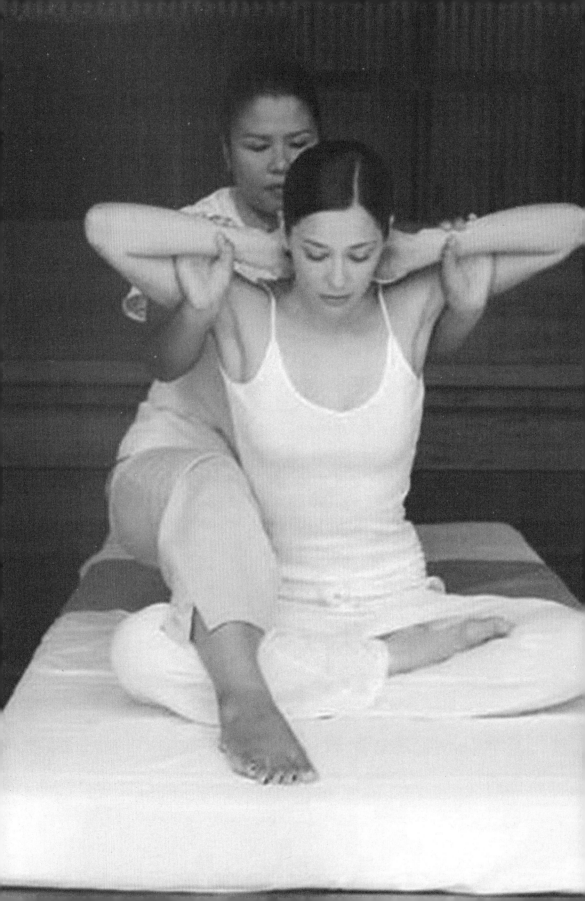

（4）即便没有引发疼痛，有些动作也不宜长时间维持，比如长期坐、立、行，甚至完全卧床。一般坐位姿态要保持腰部有腰垫支撑，坐的时间也不能超过30分钟，如厕时仍要坚持使用坐便，起坐时可以助力。站立位的时间更要短，不超过行走训练的时间。白天卧床的时间一般每次不超过2小时，整个白天最多不宜超过4次。

尽量坐靠背椅，腰部最好加靠垫（箭头）

（5）这一阶段，有些患者可以加做"慢骑马"运动（见本章第5节"慢骑马"图解），借此恢复腰椎关节的基本开合能力，但前提是做完动作并不会感到疼痛。

（6）戴硬腰围方法：长时间行走或坐汽车时一定要戴腰围。但在家卧床及一般活动时尽量不要佩戴腰围。

四　腰椎病康复期的康复原则

◇康复早期的康复原则

▶ **适应证（患者感觉）**：患者生活完全自理，可以胜任一般工作。但是，久坐或久行等都可能出现或加重腰部的不适或疼痛感觉，尤其是长途坐车或生活节奏、生活环境季节变化等都可能诱发或加重腰痛等症状。对于这一类的症状加重改变，大部分患者可以通过几小时或几天的休息使症状得以缓解。

▶ **康复原则（医生阐述）**：患者腰椎基本关节结构周围组织的急慢性刺激已经消失，结构及功能已经比较稳定或代偿稳定。虽然仍可能存在脊柱结构上的形态学异常（如侧弯、畸形、椎间盘突出、椎管狭窄等），但整体角度看，脊柱已经处于代偿平衡的状态。或者说，通过保守治疗已经使脊柱恢复到最有利于脊柱稳定代偿的平衡点。此时的脊柱尽管不如正常脊柱那么端正，但并不影响患者的生活质量。也就是说，关节全都代偿"归位"，周围软组织损伤刺激也基本消除，只是周围曾经受过损伤的组织需要慢慢恢复到原来的最佳弹性状态。只有脊柱关节周围组织恢复弹性与张力，关节的灵活度才能有所保证，关节周围软组织的弹性储备才足够应对长时间维系某种姿态时的应力疲劳。因此，此阶段的主要任务就是恢复关节周围软组织的弹性和协调能力。

注 意 事 项

● 经常变换体位。原则是"以痛为限"，无论哪个体位，一旦出现疼痛就要立即变换体位。如果不痛，立位不超过10分钟；行走和坐位每次不超过30分钟；卧位可长一些，但一般每次不超过2小时（夜眠除外）。坐位应坐靠背椅，腰部最好要加一个靠垫，尽量不要坐低矮的椅子或沙发。

● 部分患者早晨起床时会出现晨僵，即腰背僵硬和疼痛不适感。活动一段时间会消失，此时需要记录晨僵消失所需的时间。这个时间逐渐变短则表明韧带肌肉的张力在逐渐改善。

● 由于患者生活可以自理，所以一般的白领工作大都可以胜任。但一定保持生活节奏的规律性。每天最好保证2次比较规律的30分钟行走训练。

● 日常生活中一定要避免负重，如搬、抬、举、拉、抱、背、扛重物等。

● 避免着凉，诸如穿堂风、空调风口等，要尽量避免。

● 在不诱发疼痛的情况下，可以做"腰背部背伸肌力训练"，如"半俯卧撑"或者"半燕飞"训练。需要注意的是，背伸肌力训练的初期一般只需做"半俯卧撑"，且背伸的角度可以随着症状的缓解而逐渐增加，到后期可以做"半燕飞"训练。但这两种训练一般只选其中之一。

● 有些患者可能存在盆带肌群（骨盆周围肌肉）及下肢肌张力的不对称，可以根据医嘱做一些特殊的康复训练，诸如抱膝训练、单腿站立、坐位抬腿、行走时的矫形鞋，坐位单侧垫臀等。

● 戴腰围方法：出门坐汽车时一定要戴腰围，其余情况下一般不必佩戴。

◇康复后期的康复原则

▶ 适应证（患者感觉）：患者腰部症状完全消失，可以胜任原先从事的工作或体力劳动。但长时间过度工作或重体力劳作仍然可能出现腰部不适或疼痛。休息一两天大多可以得到缓解。

▶ 病理机制（医生阐述）：患者对于自身腰椎结构的形态学异常（如侧弯、畸形、椎间盘突出、椎管狭窄等）已经基本适应，腰椎基本功能的恢复基本完成。腰椎关节周围的韧带、肌肉组织已经可以应对日常生活的一般需要。不过，应对突发载荷和疲劳载荷的能力仍显不足，当突然的超载出现时（比如突然搬起重物）肌肉韧带会反应不上来，进而造成损伤；或长期负载出现时（如身背挎包长时间逛商场或坐着打了一晚麻将），也比正常人更早地用尽肌肉韧带（尤其是受累侧）的弹性储备，造成劳损，引发疼痛或不适。所以，这一阶段的

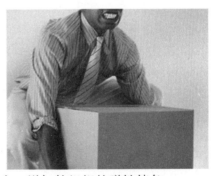

康复训练任务是继续提高关节的协调能力，增加软组织的弹性储备。

注 意 事 项

● 快速行走训练（所谓"行军走"）可以作为基础训练：每日2次，每次约30分钟。

● 每日酌情增加1次"变向变速走"：所谓变向是指在行走方向

上前走8～9分钟，后走1～2分钟；变速是指前走时尽量地快，后走以稳为主，相对较慢，共计10分钟。一般最多连续走3组即可，大约30分钟。需要注意的是，一定选择比较空旷平整的道路上行走，倒退走时尽量不要扭着头。最好在刚刚向前走过的、比较平坦的道路上直接向后倒退走。

● 大部分患者这一段时期可以做腰椎固有肌群（贴近脊柱、主管脊柱稳定的肌群）训练，如腰背部背伸肌力训练、坐位抬腿训练、腰背前屈训练、"半俯卧撑"训练或者"半燕飞"训练等。需要注意的是，背伸肌力训练的初期一般只需做"半俯卧撑"，且背伸的角度可以随着症状的缓解而逐渐增加，到后期甚至可以做"半燕飞"训练，但这两种训练一般只选其中之一。

● 如果患者仍然存在盆带肌群（骨盆周围肌肉）及下肢肌张力的不对称，可以根据医嘱做比较特殊的不对称康复训练，如抱膝训练、单腿站立等。

● 戴腰围：长时间（超过1～2小时）坐车、乘坐飞机旅行需要佩戴腰围。

● 每周增加全身性健身活动，一般开始时每周1次，逐渐增加到每周2次，最后可以增加到每天1次。以下活动任选一种，但必须长期规律地坚持。

①爬山：缓坡上行及下行共计1～2小时，活动后要周身出汗，但要注意及时擦干，防止感冒。

②游泳：蛙泳（100～200米×5次），间隔5～10分钟。（注意：一定要做好热身活动，水温26～27℃，不能在温泉水中训练。）

③水中行：深水（齐胸）中行走（100～200）米×（4～5）次，间隔5～10分钟。注意：除了水温和准备动作要到位以外，行走时要用双手划水助力前行。

④健身操：如中老年迪斯科、健美操、广场舞、太极拳、八段锦都可以。但要避免关节过度伸展牵拉和过分弯腰扭腰动作。初期每次约30分钟，以后可以逐渐延长到1小时。

五　腰椎病基本康复训练图解

◇腰椎关节开合训练I（"慢骑马"运动）

　　患者取端坐位，向上方挺胸挺腹到极限位，使腰椎后关节全部都锁紧，此时在腰部会出现紧张感（切忌不要出现疼痛感），停滞3～5秒钟；然后，放松下沉胸椎及腰椎至其放松极限（或者有牵拉感觉出现），此时腰椎后关节完全打开，椎间韧带因此而拉长，再停顿3～5秒钟后，重复该动作，5～10次为1组。每天如此运动3～5组。

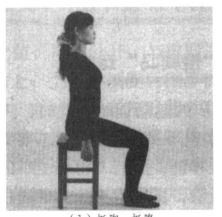
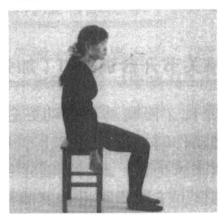

（1）挺胸、挺腹　　　　　　　　（2）放松胸椎及腰椎

"慢骑马"运动

　　▶ **目的：**该运动是腰椎后关节开合运动的最基本的恢复性训练，主要目的是恢复腰椎关节的屈伸运动功能。由于该运动酷似人在骑马时腰椎随马背颠簸时的自然运动，但速度要慢一些，故称为"慢骑马"运动。国外曾经有人模拟骑马动作做了一种腰椎运动训练器械，获得了很好的效果。而作者提倡的运动不需要任何器械，只需主动地模拟骑马动作即可。这与真正的骑马不同，运动频率要慢一些，幅度却要抵达运动的极限或牵

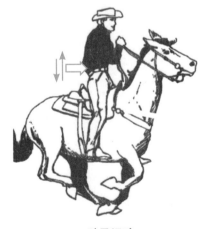

骑马运动

拉感出现。

▶ **要点**：原则上向上让腰部挺起时要挺到顶，向下放松时要放到底。但如果向上挺和向下放松动作过程中有疼痛或牵拉感觉，则以牵拉感刚刚出现或疼痛即将出现的位置为运动极限。另外，挺到顶和放松到底后的停顿时间因人而异，开始时可以短一些，以后可以长一些。

◇ **腰椎关节开合训练II（加强"慢骑马"运动）**

这是比"慢骑马"运动更进一步的运动训练。此时，可适当在挺胸挺腹动作时加上手臂的上举并后振。一般后振幅度不要太大，以腰部有紧张感为宜，此时需要停顿数秒钟；然后，再将上举的手直接抱住头颈区，下沉胸腰椎至其放松极限，再用抱头颈的手通过下压颈椎，带动整个胸腰椎后关节牵张，抵达极限后再停顿数秒钟即可。如此就完成了一次起伏动作，5～6个起伏为一组，每日3～4组。这个训练的前提是在"慢骑马"运动的动作极限时已经没有疼痛或牵强感。

▶ **目的**：进一步促进腰椎乃至整个脊柱屈曲背伸功能的恢复。

▶ **要点**：力所能及，以痛为限。

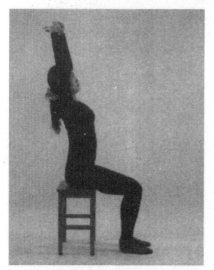 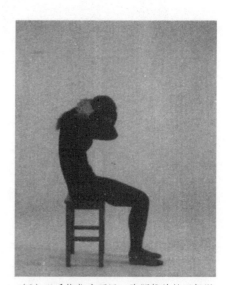

（1）手臂上举并后振　　　　　（2）双手抱住头颈区，胸腰椎放松至极限

加强"慢骑马"运动

◇ **腰椎关节开合训练III（极限后伸展弯腰运动）**

站立位，双腿分开，与肩同宽。先做上肢伸展运动，双手手指交叉

手心向上；上臂小幅度后振至极限，如同加强"慢骑马"运动，停顿数秒钟，此时，患者可以感觉到腰部有紧张感；然后，保持上肢上举做前弯腰动作，双手尽量够地面，双腿保持伸直状态；抵达弯腰极限后，直接就势下蹲，蹲到底后，全身蜷曲放松，当腰骶区出现牵张感后，再停顿数秒钟，至此完成一个动作。如此反复5次为一组动作，每日可以做3~4组。

▶ **目的**：该训练也是针对整个脊柱屈伸功能的恢复，尤其是前屈功能的恢复。通过该训练可以达到进一步恢复腰椎后部结构的张力，促进腰背部及下肢背群的肌肉和韧带等组织张力的恢复。

▶ **要点**：因人而异，点到为止。

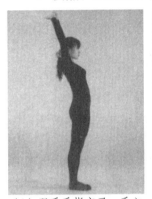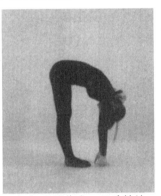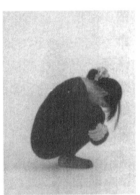

（1）双手手指交叉，手心 　（2）双腿伸直，双手够地 　（3）下蹲，全身蜷曲放松
向上，上臂小幅度后伸

极限后伸展弯腰运动

六 自重牵引

有一些经过保守治疗的腰椎疾病（如腰椎间盘突出症）患者，在疼痛基本消除以后，仍会残留或轻或重的脊柱侧弯，呈现旋盆翘臀（旋转骨盆，翘起臀部）甚或旋腰挺胸（腰部向一侧扭转，胸部向另一侧挺起）姿态。对于这些患者，早期就可以采用适当的躯干矫形运动，包括间歇性不对称自重腰椎牵引。通过多组间歇性刺激，逐步缓解腰椎结构的畸形状态，促进最佳脊柱结构代偿的完成。具体方法并不复杂，患者可以利用家中的门框或器械做自重牵引。

▶ **牵引有如下原则**：一是间断性，二是要放松腰部。可以将双手把握住单杠或门框等空中横悬支持物，在逐渐下沉身体的同时放松腰部，但双脚一直不要离开地面，只是支撑力量逐渐减小而已。牵引数十秒至数分钟（视患者本人手臂力量而定）后双脚踏实地面而立起，稍许休息后（1～3分钟）再重复前述动作。一般4～6次为一组，每日分开在不同的时间段（如早饭前、上午、下午、晚饭后）做3～5组。具体做法如图所示。

需要强调的是，牵引状态下腰部放松时局部可能会有一定的牵拉感，但不应有难以忍受的疼痛感。如有疼痛感出现，只需用双脚支撑住地面，分担部分身体负荷，至痛感消失即可。然后按照这种有牵张感、无疼痛感的力度来做牵拉运动。

另外，许多患者需要做不平衡牵吊，即牵吊时可以通过调整两只手的高度来达到纠正躯干畸形的目的。一般原则是：腰向哪一侧弯，哪一侧的手臂要把握略低些。而此手臂所超出的高度要以腰椎尽量被拉直为宜。图中患者就是通过左右手不同的把握方式［图（1）］，使右侧牵拉大于左侧（一般要差2～5厘米）。这样，平衡牵引时不能纠正的脊柱侧弯［图（2）］就得到了纠正［图（3）］。这种牵引也可以利用自家的门简易实施［图（4）］。

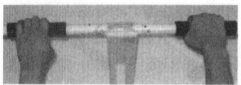

（1）不平衡悬吊双手把握局部图

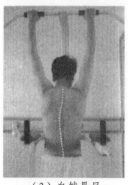

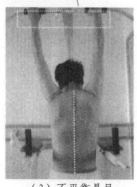

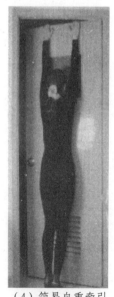

（2）自然悬吊　　　　　（3）不平衡悬吊　　　　（4）简易自重牵引

自重牵引

自重牵引与牵引床牵引是不同的。自重牵引很容易实施，不需要器械；自重牵引可以自我调整和控制牵引重量和侧重，从而将腰椎关节一点点牵开，又不至于因过度牵拉造成关节周围组织损伤，同时还可以对腰椎侧弯做一定的矫形恢复。自重牵引一般针对的是恢复期患者，而牵引床牵引则主要针对急性期患者。

七 弯腰压腹训练

该训练是我国著名骨伤专家冯天有教授发明的一种特别用于腰椎滑脱患者的训练方法。患者可以在专门的训练器械上完成，也可以在家中用一把椅子来完成。如图所示，患者站立在椅子身后，将椅子背顶在肚脐的位置，然后向前下腰。当下腰时抵达极限时，稳住身体，做小幅度（5～10厘米）的向下牵振运动。10～20次为1组，可以做2～3组，间隔5分钟。每天2～3回。开始时一定要谨慎小心。

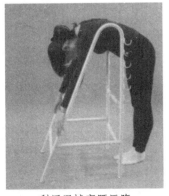 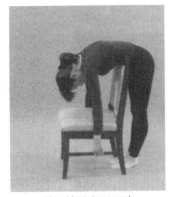

利用器械弯腰压腹　　　　利用椅子弯腰压腹

弯腰压腹训练

▶ 要点：每次向下牵振的幅度不要太大，不要做成大幅度的弯腰—起身动作。

八 矫形鞋行走训练

垫矫形鞋也是腰椎疾病常用的方法之一。这个方法也是由冯天有教授首先提出的。矫形鞋行走训练是一种非常简单的训练方法，主要针对那些由于腰椎损伤退变性疾病（如腰椎间盘突出症等）引发腰椎侧弯的患者。只要具备下述两个条件，就可以尝试矫形鞋行走训练：①患者已经过了急性刺激期，躯干仍然处于一种侧弯状态；②当患者的躯干在坐位状态（骨盆平衡状态）时，侧弯可以得到部分纠正。具体垫多高的矫形鞋应该由医生确定。医生可以通过检查确定患者应该在哪个脚下垫上多厚的矫形鞋底。如图所示是一个患者垫矫形鞋前后的背部躯干图像，可以明显看到垫上鞋底后躯干侧弯有所校正。

要切记一个重要原则：根据患者症状的改善、畸形的改善，矫形鞋底需要逐渐撤下来，具体撤下的时间没有绝对的标准，一般可以在专业医生那里得到帮助。

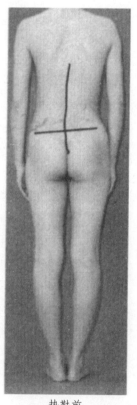 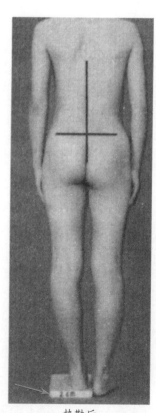

垫鞋前　　　　　　　　　　　　垫鞋后

患者垫矫形鞋后脊柱侧弯和骨盆倾斜被纠正坐位垫臀训练

▶ 要点：在进行矫形鞋行走训练时，刚开始可能有部分患者会出现不

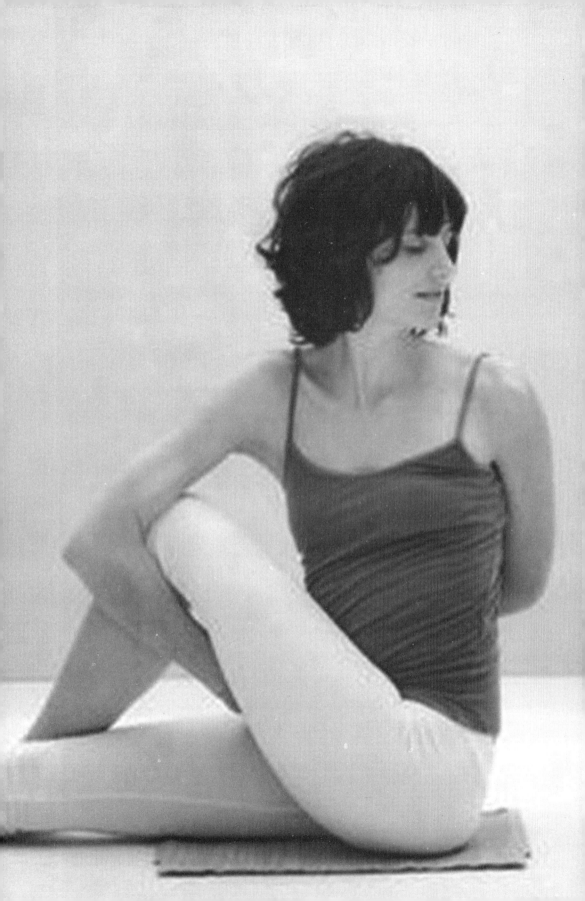

适感，一般会在1周内消失，但切忌出现疼痛加重的感觉。另外，急性期一般不宜使用矫形鞋训练。

部分需要矫形鞋训练的患者也需要坐位的臀部矫形训练。一般在坐位时，可以通过垫高一侧臀部，使得腰椎侧弯得以纠正，患者往往可以立即产生舒适轻松感。

▶ **具体方法**：最好用一本旧书，厚度2厘米左右。垫在侧弯对侧的臀下（或按照医生的医嘱），如图所示。

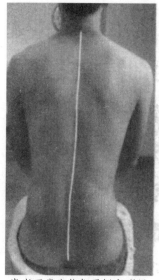

患者正常坐位躯干侧弯明显

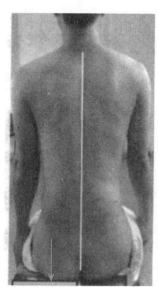

但用1厘米厚的书（箭头示）垫起左侧臀部后，侧弯改善

坐位垫臀训练

▶ **要点**：单侧臀部垫起后，患者一定要有腰背部的舒适感。如果更加疼痛则不能使用。一般在半个月后开始逐渐减少高度，以每2~3天撕掉一页纸为适宜。如此逐渐降低垫臀高度，一般会与脊柱侧弯的纠正基本同步。如果垫臀期间出现不适感，要延长降低高度的时间。

九　腰背部背伸肌力训练

◇**半俯卧撑**

患者俯卧位，双上肢支撑在床面，做俯卧撑动作，但腰腹部及下肢并不抬起。上身抬起后维持15～20秒钟再落下，完全放松上身直到完全松弛后，再做下一个，连续做5个为一组，每日可以做2～3组，在一天中的不同时段做（如图所示）。

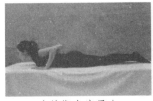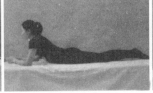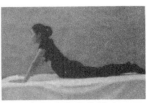

症状期角度最小　　　　康复初期角度增加　　　　康复后期角度最大

根据腰背部紧张感觉而选择不同背伸角度

▶ 目的：该动作是康复常规训练中的肌肉等张收缩训练，即以躯干的部分重量作为均匀载荷，在维持腰椎关节背伸运动的同时达到训练腰背部肌肉力量的效果。这种训练过程中载荷不变，关节同时有一定的运动，可以在增强腰背部肌群力量的同时增加腰椎关节的咬合能力，对于腰椎关节的稳定性具有重要作用。该训练非常适宜腰椎不稳和症状反复发作的患者。

▶ 要点：背伸动作要和缓，维持腰椎背伸的角度不宜过大，只需腰部有紧张感且以不引发疼痛刺激为适度。做半俯卧撑动作时不必使整个上肢完全伸直，有时只需要双肘关节支撑或者头微微抬起就可以，只要腰部出现紧张感觉即可。随着疼痛的逐渐缓解，上身抬起的角度可以逐渐增加，最终可以达到双上肢完全伸直的程度。另一个务必注意的原则是：做完动作后一定不能有任何不适感，否则需要降低支撑的高度或减少支撑的时间。

◇ **"半燕飞"训练**

患者俯卧在床上，上身向上抬起，双臂向后上方伸展，双腿尽量保持不动，腰腹部紧贴床面，抬高的角度以腰部出现紧张感为度，但不要

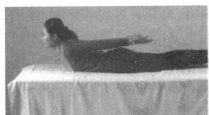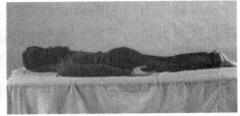

"半燕飞"示意图：仅上身抬起下半身不动

出现疼痛感，保持这个体位维持10秒钟后，放松回到俯卧位状态，头转向一侧休息5～10秒钟，感到腰背部完全放松后再重复上述动作。反复5次为一组，每日可以做2～4组，在一天中的不同时段做。

▶ 目的：与"半俯卧撑"动作的意义相同，但力度有所增加。

▶ 要点：背伸动作要和缓，维持腰椎背伸的角度以腰部有紧张感为适度。务必注意的原则与上相同：做动作时可以略有不适感，但做完后必须毫无不适感。另外，"半燕飞"训练是"半俯卧撑"训练的升级版，只有"半俯卧撑"训练已经完全无不适后，才可以做"半燕飞"训练，二者不可同时都做。

十 腰背部肌群牵张训练

腰椎疾病患者经常会因为腰椎后关节的损伤刺激而双侧腰背部肌肉韧带僵硬挛缩，严重影响腰椎关节功能，甚至导致患者不能弯腰，尤其不能维持半弯腰的姿态，比如不能洗脸、洗衣物、切菜等。此时，可以循序渐进做腰背部肌肉的牵张训练，将挛缩的肌肉慢慢拉开。具体有以下两种方法。

◇ 床上训练

患者仰卧，头部慢慢抬起，屈膝屈髋，双手向前伸尽量够膝，当感到腰部有紧张感出现，停止抬头和够膝屈曲动作，维持该姿态10～20秒钟，然后放松躺平，紧张感完全消失后再做下一次。连续5次为一组，一天可以做3～4组。如果患者只出现一侧疼痛，可以加做疼痛侧的下肢的卧位抱腿动作，动作如图所示，维持的时间也是20秒钟左右，一般只做患侧的下肢，不必双侧都做。

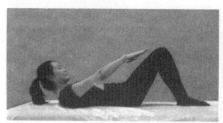
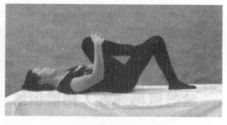

背部肌群牵张训练　　　　　　　痛侧屈曲抱膝训练

▶ 要点：头部抬起时腰背部允许出现牵张感，但尽量不要出现明显的疼痛感，做完动作后更不能出现任何不适或疼痛加重。如果做完动作后出现局部疼痛，则需要减少头部抬起的角度。

◇**地上训练**

如果患者行动方便，也可以实施床下的训练。初期一般以坐位前屈牵拉为主［图（1）］，前屈角度以腰背部有牵拉感即可停止，然后维持该前屈姿态10～20秒钟，3～5次/组，3～4组/日（在不同时段做）。如果弯腰后腰背部牵拉感不明显，可以向前尽量伸直膝关节进行加强训练，也可以改成站立位［图（2）］。

▶ 要点：前屈动作时腰背部允许出现牵张感，但尽量不要出现明显的疼痛感。做完动作后更不能出现任何不适或疼痛加重。如果做完动作后出现局部疼痛，则需要减少前屈的角度。

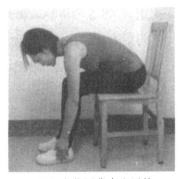　　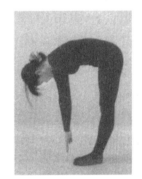

（1）坐位腰背牵张训练　　　（2）立位腰背肌肉牵张训练

腰背肌牵张训练

十一　盆带肌群训练（抱膝训练）

腰椎疾病患者经常会因为患侧的损伤刺激而导致同侧的盆带肌群出现不对称挛缩，可能造成其间穿行的下肢神经产生慢性缺血性刺激，导致大腿或整个下肢疼痛症状。此时，可以让患者做盆带肌群的牵张训练，将挛缩的肌肉慢慢拉开。

具体方法将患侧的下肢跷起二郎腿，然后用双手抱住膝关节处，向怀里抱拉，此时会感觉到大腿后侧，或腰骶部，或臀部有牵拉感觉，稳住膝关节，保持这个感觉不变，坚持10~20秒钟，然后再放松膝关节（或放下翘起的二郎腿），等到腰骶区或后臀部牵拉感完全消失为完成1次训练，连续5次为1组。一天可以做3~4组。如果抱膝动作无牵拉感，可以尽量将抱膝动作向健侧倾斜，并保持上身不动。此时往往会诱发臀部或腰骶区等处比较明显的牵张感觉，如图所示。

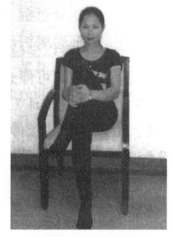

抱膝训练（左侧受累）

▶ 要点：抱膝后出现牵张感觉即可，尽量不要出现明显的疼痛感，尤其是做完动作后不要出现疼痛感觉，如果做完动作后出现局部疼痛的加重，则需要减少牵拉的力度。如果很轻微的牵拉都会出现下肢疼痛加剧，一定要停止。另外，一般只做患侧的下肢（即有牵拉感觉或感觉明显的一侧），不必双侧都做。

十二　坐位抬腿训练（简易腰椎固有肌训练）

腰椎疾病患者经常会因为腰椎固有肌群（贴近脊柱的小肌肉，主管脊柱的稳定）比较虚弱而缺少持久的抗疲劳能力。一般的体育健身运动锻炼的是躯体运动肌肉，如背阔肌、斜方肌等，所以许多患者运动中并无大碍，但持久的站立、坐位等姿态却会出现腰部疼痛不适，因为此时腰椎周围的大肌肉并不工作，固有肌群却由于比较薄弱而无法胜任腰椎的稳定。这组肌肉的训练此时将是康复的关键环节。

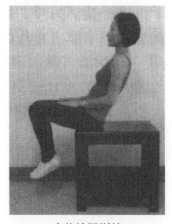

坐位抬腿训练

具体方法：端坐在凳子上或椅子的前部，后背不要有任何依靠，腰部保持挺直，双下肢略微抬起离开地面，上肢不要扶物，稳住该体位15~20秒，同时腰后部会渐渐有紧张感，然后足放下，腰部松弛休息，算完成一次动作，5次为1组，3～5组/日（不同时间段），如图所示。

▶ 要点：初始阶段，双下肢抬离地面稍许即可。随着能力的增加，可以逐渐增加抬起的角度，亦可增加双脚前伸，使膝关节逐渐伸直。无论何种姿态，腰背部一定要保持挺起状态，有紧张感，不能出现疼痛感，尤其是做完动作后不能出现疼痛感觉。

十三 单足立位训练（简易不对称腰椎固有肌训练）

如上坐位抬腿训练的介绍所述，康复期腰椎疾病患者的固有肌群训练非常重要，但许多患者的双侧固有肌群问题并不平衡，某一侧可能更严重些，单足训练可以通过某一侧下肢的加强训练而改善这种不平衡状态。

▶ 具体方法：患者可以通过简单的站立姿态完成该训练。一般可以站立在书桌旁边，双足与肩同宽，先将重心移到患侧（或比较容易出现疲劳的一侧），略微抬起另一侧下肢，使得患侧下肢独立承重；稳定住该姿态15～20秒钟，放下健侧下肢，完成一次动作，稍息后重复该动作，5次为1组。每日可以做3～5组，但需要在不同时间段做。

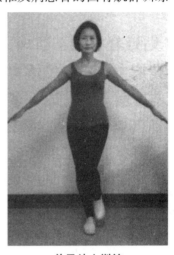

单足站立训练

▶ 要点：健侧下肢不必抬得太高，只需抬离地面即可。如果出现单足站立不稳，可以用手稍微扶一下身边的桌子保持平衡。另外，站立式腰背部一定要保持挺起状态，可以出现紧张感，但不要出现疼痛感，尤其是做完动作后不要出现疼痛感觉。

十四 腰脊柱保健性训练的建议

腰椎病患者康复以后，一般会加入到数量极其庞大的脊柱亚健康的人群。在这个群体中，想要再进一步进入健康人群的行列十分困难，但退一步成为病人群体却极其容易。若要避免再度遭遇疾病的痛苦，一定要再度启用"生命在于运动"的信条。以下是几点建议。

◇康复三原则

在康复阶段，一定要牢记三个基本原则：生活规律、运动规律、避免意外。

▶ **生活规律**：工作和生活要保持比较规律的状态，避免大起大伏。增加生活工作负载要本着渐进的原则，不要突然改变负载状态。

▶ **运动规律**：根据不同的康复训练原则，要十分规律地定时定量地运动。需要注意的是，如果由于天气或意外，身体出现了不适或疼痛，一定要立即停止或减少运动量。

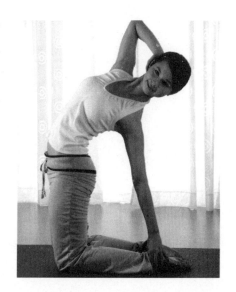

▶ **避免意外**：一是要避免突然意外劳损或扭伤，二是避免着凉或疲劳负荷。

十五 阶梯训练原则及方法

脊柱疾病症状期消除以后，经过一定阶段的康复训练，患者一般就进入比较稳定的临床治愈状态。但是，这个阶段并非所有问题都已解决，脊柱的应变能力尚不足以抵御各种生活中的意外情况。此时的脊柱只是一种亚健康状态，退一步很容易转成"患者"，但进一步提高脊柱健康水准却非常之难。作者根据长期的临床经验，总结出一套比较实用的阶梯训练方法。长期临床实践表明，这套方法对脊柱健康水准具有重要的推动作用。

◇白领人员的腰椎阶梯训练

▶ **每日基础运动**："慢骑马"运动、行走训练（1～2次/日，20～30分钟/次）。

▶ **每周渐增全身性健身活动**：一般来讲，每周可以渐进增加的运动训练次数是因人而异的，大致1~3次/周。下列是可以选择的运动处方：

处方1

爬山（5°~15°的坡路走）

初始量：上行30分钟，下行30分钟，每周1~3次。速度因人而异，应该属于个人的中等偏快速度。一般每隔3~4周后开始增量。

增量原则：每周增加原来基础行走时间（不是距离）的1/5~1/3，但每次的运动量最多不宜超过2~3小时。

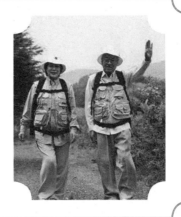

处方2

健身操（舞）：韵律操、拉丁舞、拉拉提、交谊舞、中老年迪斯科、大秧歌、太极拳等。

初始量：30分钟~1小时/次。每周2~3次。

增量原则：1~2个月后开始增加量，半年内逐渐增加到极限量。每周最多5~7次，每次最多2小时。

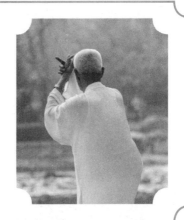

处方3

游泳：一般可以选择蛙泳、自由泳或仰泳。

初始量：每回游5次，每次50~100米，间隔5~10分钟，每周1~2次。

增量原则：3个月后开始逐渐增量，在1年内达到每回蛙泳3次，每次200~500米，每周1~3次。

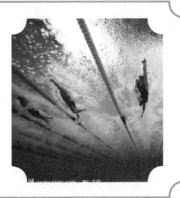

处方4

水中行走：不会游泳者可以试探"水中行走"运动，即在深水（齐胸）中行走。

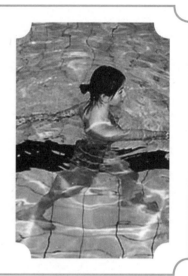

初始量：每回（50~100）米×（4~5）组，间隔5~10分钟（注意：提前做好热身活动，水温不能太凉），每周1~3次。

增量原则：1~2个月后开始逐渐增量，在半年内可以增加到每回200~300米×4~5组，间隔5分钟左右，每周最多5~7次。

◇蓝领人员的阶梯训练

▶ 每日基础运动："慢骑马"运动、行走训练（1~2次/日，20~30分钟/次）。

▶ 每周渐增的全身性健身活动：下列是可以选择的简易运动处方。

处方1

主妇训练计划

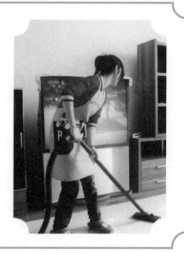

初始量：2~4个人的简单饭菜，包括采买；100平方米以下房间的简单打扫（擦拭浮灰、规整物件、扫地）；家中一个学龄前儿童辅助照料（主要由保姆照料）。

增量原则：逐渐增加健身性的户外活动，而不是增加家务。上述白领运动处方任意一项均可。

处方2

农夫训练计划

初始量： 农忙季节以外的一般农活，如收拾庭院、侍弄菜园等，但要尽量避免抗、抬、拽、拉重物的动作。每日劳作时间要大致规律。

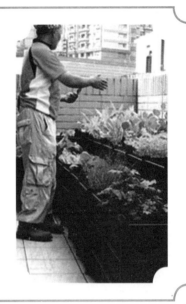

增量原则： 逐渐增加协调性活动和有负荷劳作。如挑担、背物、除草、铲粪、开拖拉机或农用车等。在劳作时间上要逐渐增量，在劳动负荷上也要循序渐进地增量。一般需要半年到1年才能达到原先的劳作负荷水准。

处方3

产业工人训练计划

初始量： 材料整理，现场清扫，工作准备，杂活，工种不固定（不要固定一个姿态负重工作）。

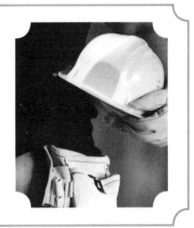

渐增原则： 由短时的工种固定到逐渐增加工作负荷。在半年到1年逐渐达到原先的工作负荷。具体的时间一般与原发病的病史长短及严重程度相关。

十六　竞技体育与脊柱健康

竞技体育运动容易引发人们的兴趣和坚持意愿，但对脊柱的影响却是双刃剑。运用得当有助于脊柱健康，运用不当将影响脊柱健康。一般意义上讲，只有在康复后期才可以逐渐施加某些竞技体育运动，具体实施因人而异。

如果是患者原本就非常痴迷或已坚持多年的体育运动项目，定要本着循序渐进、规律的原则，并且在运动前一定要做好热身活动。

如果是初次涉足一项竞技体育项目，则需要了解该运动对脊柱扭力影响的大小。作者认为常见体育运动项目中扭力由小到大排序是：羽毛球——乒乓球——网球——保龄球——高尔夫球——排球——篮球——足球。可以参考这个顺序，循序渐进地过渡到您喜欢的竞技体育项目。

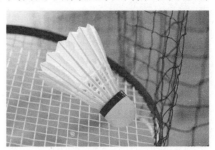

需要说明的是，作为久病初愈恢复的患者，不要选择排在乒乓球以后的体育项目。即便选择了乒乓球或羽毛球也不要过分看中比赛结果，一定要将健身确立为基本目的。作为普通人群，中年以上的人群尽量不要选择爆发力和冲击载荷太强的体育项目，如足球、篮球、排球等。

另外，无论选择何种体育项目都要特别注意"渐进"和"规律"的康复运动原则。

十七　健康脊柱的保健常识

从人类日常活动的特点出发，我们应该对自己的脊柱表现出特别的关爱。只有懂得如何关爱自己的脊柱，才可能避免脊柱劳损与退变性疾病的发生。下面仅就我们的日常行为做一些建议。

◇脊柱功能的维护原则

脊柱功能的维护包括三个方面：一是平衡的结构，二是适度的运动幅度，三是良好的协调能力。下面逐一给予解释。

1. 平衡的结构

所谓平衡的脊柱结构包括两种情况：

▶ **理想的脊柱**：所谓理想的脊柱

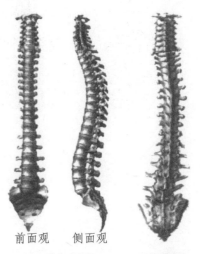

前面观　　侧面观

理想的脊柱　　　　代偿的脊柱

结构就是没有侧弯、生理曲度正常的结构状态。但现实中维系这种结构十分少见，也不必强求。

▶ **代偿的脊柱**：由于发育、遗传、职业特点及各种后天损伤和退变因素等原因，可能会对脊柱造成不同程度的结构影响，这些影响可能导致脊柱出现旋转侧弯、驼背、颈曲变直或反向等。但是，机体并不一定会出现异常，或者只是暂时出现一些异常，随后就会逐渐适应而毫无临床表现。我们将这种结构异常称为结构代偿，此时的脊柱就是代偿的脊柱。这种代偿的脊柱结构也属于正常的脊柱，是正常人群中最常见的一种脊柱结构状态。绝大部分人的脊柱都是代偿的脊柱。

2. 适度的运动

所谓脊柱运动幅度并无规定的正常标准。

不同职业、不同年龄、不同性别、不同机体状态都可能会对脊柱的运动幅度产生影响，但是，作为成年人，大致的标准还是可以确定的。一般认为，颈椎活动范围：左右侧屈45°，背伸35°～45°，前屈35°～45°，左右旋转各60°～80°；腰椎活动度：左右侧屈30°，背伸30°，前屈90°，左右旋转各30°（但实际上差别很大。下面的口诀是两个十分简易的颈椎腰椎运动幅度测量方法，如果达到这个标准，就可以胜任日常生活和一般白领工作状态了。

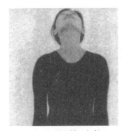 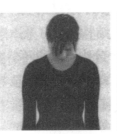 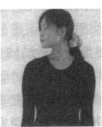 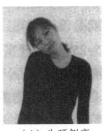

（1）颈椎后仰　　（2）颈椎前屈　　（3）颈椎左右扭动　　（4）头颈侧弯

颈椎运动幅度

颈椎运动口诀

仰头能看天；

低头视鞋尖；

扭颈锁骨中；

摆头耳够肩。

解释

- 上身保持不动，仰头能看到天；
- 站立时低头能看到鞋尖（大腹便便者除外）；
- 左右扭头，下颌垂线可以抵达锁骨中央；
- 头颈侧弯同时耸肩，耳朵能几乎触碰到肩。

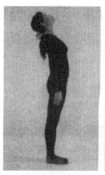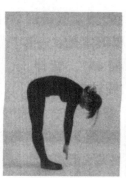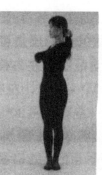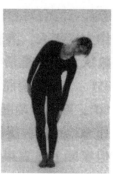

（1）背伸　　　（2）前屈　　　（3）旋转　　　（4）侧屈

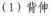
腰椎活动幅度

腰椎运动口诀

仰身正视天花板；

俯身半尺够地面；

转身余光九十度；

侧弯指尖膝上缘。

解释

- 头颈不动，上身后仰能看到天花板；
- 向前弯腰，双膝伸直，双手离地面约半尺远（1尺=33.3厘米）；
- 骨盆不动，头颈不动，侧转身用侧目余光可以看到身体正后方物体；
- 侧弯腰时手指指尖大约可以摸到同侧膝关节上缘。

◇ **良好的协调能力**

所谓协调能力是指脊柱运动过程中的反应速度，反应速度的快慢直接影响到脊柱的应变能力和抗负荷能力。有一些人看上去肌肉丰满，体格健壮，但仍然会经常出现"扭腰""岔气"等急性脊柱关节紊乱；而另外一些人（如舞蹈演员、建筑工人等），看上去身材纤细或不太壮实，但在非常剧烈的运动中很少出现损伤。这就涉及关节肌肉及韧带的协调反应能力问题，这一点往往是脊柱保健训练的关键。我们也将在下面做重点介绍。

十八　日常生活中的脊柱保健

脊柱的保健问题应该属于一般生活常识，但是，并非每个人都很清楚。下面我们将与日常生活密切相关的问题做一些介绍。

◇ 如何卧？

卧床是日常生活中最常做的事情，约占人生的1/3时间，也是影响脊柱的重要因素。同时，还要注意不要养成趴着睡觉的习惯，因为趴着睡觉颈椎是旋转状态的，躯干也会随着出现扭转，脊柱当然也是旋转侧弯的

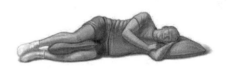
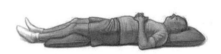

状态。长时间保持这种状态，对脊柱健康肯定是非常不利的。

"卧"的要点

床具手掌测软硬；

荞麦枕头颈下垫；

避免俯卧腰背痛；

侧卧平躺悉尊便。

解释

● 床具的硬度要以仰卧位时将手掌伸入腰下能够勉强进入为适度；

● 荞麦皮质地的枕头最佳，枕时应该头、颈下都垫实；

● 俯卧位睡眠使脊柱处于旋转状态，不利于脊柱健康；

● 侧卧、仰卧都可以。

◇ 如何坐？

坐，已经成为当今人类越来越多的生活和工作形态，直接关系到人类的脊柱健康。也正是因为坐位时间的延长，才出现了脊柱劳损退变疾病的普遍增多和年轻化趋势。怎样坐最有利于脊柱的保健呢？先了解下面的要点。

（1）坐凳子要点

▶ 松弛坐姿：人坐在凳子上比较舒服的姿态就是松弛坐姿，即所谓"堆坐"该姿态下肌肉做功很少，韧带处于自然的张力状态，维系时间相对较长，但脊柱的生理曲度会发生明显改变。这种姿态自然会影响到脊柱的力学形态，所以不宜经常松弛坐。

▶ 紧张坐姿：即所谓"挺坐"姿态。为了维系脊柱的生理曲度，坐姿挺拔，如同军人受命时的坐姿，俗称"坐如松"。该姿态必须通过躯干前后的肌肉做功来维系，虽然可以保持脊柱的生理曲度，但却比较容易疲劳，一般人维系不了多久。因此还是提倡坐椅子，而不是坐凳子。

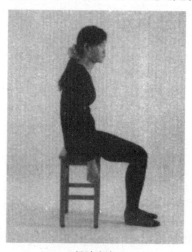
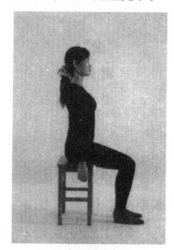

松弛坐姿　　　　　　　　　　　　紧张坐姿

（2）坐椅子要点

▶ 椅面及靠背的角度：一般椅子坐面水平倾斜度为0～5°，靠背夹角为95°～105°。休息椅子坐面水平倾斜度为5°～15°，靠背夹角度为105°～115°。

▶ 椅面及椅背的质地：一般不要坐硬板凳，最好坐有软包的坐垫。但是坐垫如果太软，抗压能力减小，对身体支撑力就会减少，增加了不稳定性，同时坐上去的时候，使腹腔受压会感到不舒服，离座起来不方便，容易使人产生疲劳。靠背与坐垫由于支撑部分不同，压力分布与体表感觉存在差异。要求靠背比坐垫要软一些，整个靠背在支撑腰的部分要略微硬一些，坐垫下沉度为7厘米。

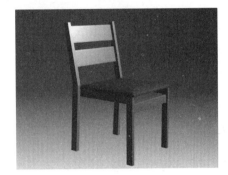

▶ **椅子面的高度：**一般与小腿长度等长或略长，双脚放在地面时腰髋关节无明显的紧张不适感觉。

▶ **扶手高度：**最好坐带有扶手的椅子，扶手高度上表面与坐位表面的垂直高度为20～25厘米。如果扶手太高，两手臂不能自然下垂；太低，两肘不能自然落靠在扶手上，都会使两臂疲劳。

▶ **坐姿：**顶坐最佳，即腰部要始终处于被椅背下端顶住，保持前凸的曲度。如果椅子背凸起的程度不够，可以用靠垫顶住腰部。

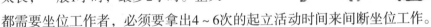

▶ **时间：**连续坐位的时间不要太长，一般1小时，最多2小时。整天都需要坐位工作者，必须要拿出4～6次的起立活动时间来间断坐位工作。

▶ **"坐"的要点：**避免"堆坐"和"挺坐"，最好"顶坐"；避免低坐或久坐，最好少坐。

◇**如何立？**

站立本是人类进化后的一个最重要的体态进步，是人类生存的基本要求。但是，站立姿态不正确也会影响到脊柱健康。

▶ **松弛立姿：**与前面提到的松弛坐姿相同，松弛立姿时肌肉做功较少，主要依赖脊柱周围韧带的自然张力维系平衡；维系时间相对较长，脊柱不仅会出现生理曲度明显改变，还会因为为使下肢交替休息而不断转移左右下肢的重心，从而出现骨盆倾斜和脊柱侧弯。

▶ **紧张立姿：**军人的立正姿态，挺胸收腹。虽然这种立姿可以良好地维系脊柱的生理曲度，但椎旁肌肉始终处于做功状态，非常容易疲劳。因此，紧张立姿不提倡时间过长。

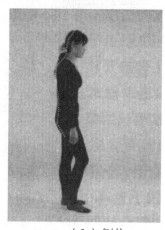

（1）侧位

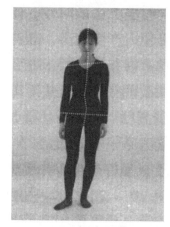

（2）正位

松弛立姿影响脊柱力线

▶ **阶梯立姿：**可以用一只脚踏在一个20～30厘米的阶梯上，另一只脚以松弛（稍息）状态站立，交替换足。这种姿态既可以保持脊椎旁肌肉的松弛状态以维系较长的站立时间，还可以相对减少松弛立姿造成的骨盆倾斜和脊柱侧弯。这种站立状态对脊柱形态的影响相对较小。

▶ **站立的时间：**除非经过专门训练，一般人站立半小时就会出现疲劳感，1小时左右就很难承受了。这是一般人站立位持续的相对极限时间。需要注意的是，如果站立与运动交替进行，往往可以承受较长的时间，这与单纯不动的站立是不同的。运动过程中，会改变脊柱关节的载荷受力点，重新分布脊柱关节的载荷，加上有肌肉参与做功维系脊柱的运动平衡，就可以减少脊柱局部区域的疲劳，增加整个脊柱的承载时间。

"站立"要点

稍息损结构；

立正劳肌肉；

台阶矫侧弯；

不如勤行走。

◇**如何行?**

行走对脊柱的协调能力和力学形态的维系非常重要，但正确的行走并

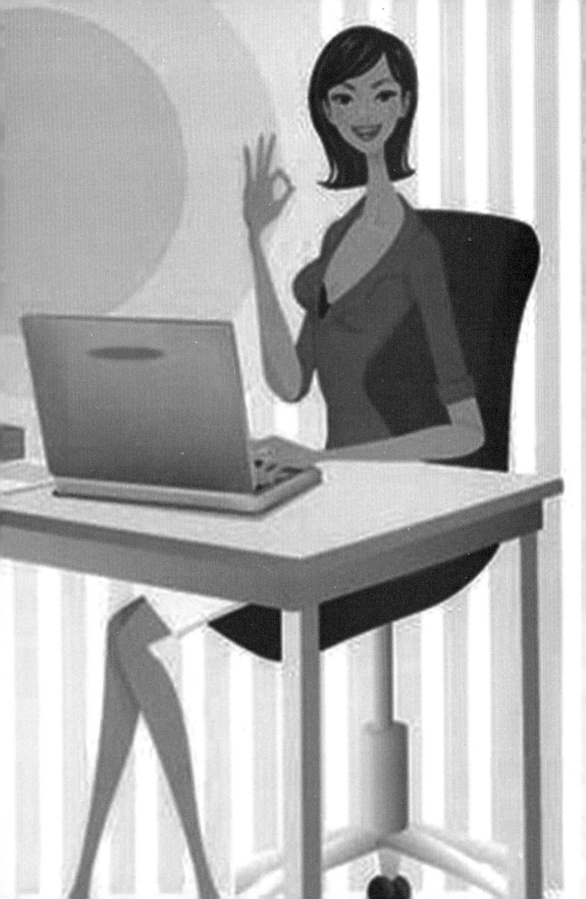

非人人皆知，有如下建议。

▶ **疾走**：疾走如同急行军，是最佳的脊柱基本功能维系方法。疾走时，需要脊柱自然维系生理曲度，椎旁肌肉处于紧张的工作状态，但负荷并不大。所以，疾走非常有益于脊柱的健康，同时也有益于全身心的健康。疾走是最佳的、可以每日实施的训练方法。它与散步不同。散步是非常松懈状态下的一种行走，下肢做功，而脊柱周围肌肉并不紧张，脊柱的生理曲度也不是最佳状态。

注意

行走时一定要穿有弹性的运动鞋，这对缓冲重力冲击有好处，尤其是中老年人。另外，还有一种比较流行的"支撑疾走"的方式，作者也十分推荐。该方式增加双手撑杆的助力，不仅有利于保持躯体的平衡，还可以通过上肢的跟进助力，使肩带肌群得到协调性训练，增加颈椎和胸椎的稳定。

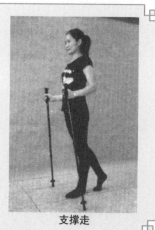

支撑走

▶ **慢跑**：是一种不错的脊柱运动方式，但不适合康复期患者。慢跑会对脊柱产生较大冲击，可能由于冲击负荷而使脊柱关节加速退变和损伤。当然，对于健康青年人或中年人来讲，髓核弹性好，没有失稳因素，

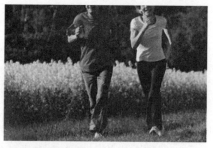

坚持每日跑步训练是可以的，但要穿着弹性好的运动鞋。

▶ **爬山**：爬山是指上下坡行走，或称坡度走，并不是指上下楼梯。当然，上下楼梯也是一种运动，但上下楼时的空间狭小，空气不好，形单影孤，既不容易引发兴趣，运动强度也比较大，很难坚持。作者所提倡的是坡度走，坡度可大可小，一般可根据个人情况而定，也可以通过调整跑步机的角度在室内进行。坡度走上行时增加了下肢前群肌肉的负荷，下坡时增加了后群肌肉的负荷，有助于增加下肢前后群肌肉的力量，并借此影

响下腰椎和整个躯干。坡度走的时间一般为2小时左右，包括上下坡两部分。如果没有条件和时间，可以每周1~2次；有时间和条件的话，也可以每日1次。

▶ **鞋子：** 无论是患者，还是正常人，选择适当的鞋子都是非常重要的。从足跟到脊柱之间的应力传导比较直接，无论是膝关节的半月板、髋关节的髋臼，还是骶髂关节，都没有太多的弹性缓冲功能，主要还是通过椎间盘和脊柱的关节来减少对头颅的震荡冲击。所以，一双具有弹性的鞋子是增加脊柱保护的重要法宝。一般来讲，无论生活还是工作当中，尽量不穿高跟鞋和硬底平跟鞋，提倡穿比较有弹性的平底或小坡跟鞋。诸如旅游鞋或牛筋软底的休闲鞋等。

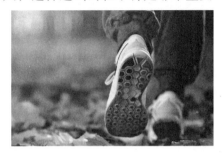

"行"的要点

疾走老少皆适宜；

慢跑老年有顾虑；

坡度行走增体力；

常年坚持是第一。

◇ **如何休闲？**

休闲是一个非常模糊的词汇，包含十分丰富的意义。这里作者并非要指导人们如何规范自己的休闲行为，而是提出一个有利于脊柱健康的休闲方式。当你在安排一个丰富多彩的假日或节日生活时，不能不考虑脊柱健康的问题。下面仅就几个最常见的休闲方式提点建议。

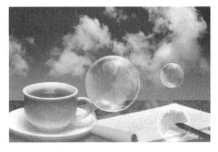

▶ **饮酒：** 正常人的睡眠姿态调整大约每2小时1次。但是，由于酒精的麻痹作用，饮酒过度可以导致神经反应的迟缓。尤其是醉酒以后，睡眠过度深沉，正常的睡姿调整信息已经无法唤醒神经中枢，往往是倒下时什么姿态，醒来还是什么姿态。身体在一个姿势下承受十几个小时的静态负荷，疲劳损伤自然就会在承重点（如扭曲腰椎关节）逐渐形成。一觉醒来，常常是轻者浑身酸痛，重者甚至腰病复发。因此，小酌尚好，酗酒伤身。

▶ 打牌：朋友聚会打牌是常事，偶有几次，并无大碍。但是，如果打牌成瘾，废寝忘食，则可能对脊柱造成很大伤害。主要是因为长期坐位，形神"兼惫"，脊柱下段（尤其是腰骶部）承受不了如此长时间的静力负荷，会造成积累性退变损伤。

▶ 夜生活：经常聚会，昼夜颠倒不仅会影响内脏器官的生物节律，还会影响脊柱载荷的生物节律。关节休息无规律，也会造成协调能力下降，很容易受到损伤。

◇ 如何运动？

前面提到腰椎病后康复后期的全身性运动训练的问题。其实，许多正常人都把体育运动作为一种休闲方式，而选择哪些体育运动对脊柱的健康有益，大多数人不是十分清楚的。作者根据自己的临床经验做一个简单的介绍。

▶ 竞技体育：竞技体育项目很多，比较普及的群众性竞技体育项目主要是球类项目，包括比较常见的三大球（篮球、足球、排球）和两小球（乒乓球、羽毛球）。随着人们生活水准的提高，又逐渐增加了许多所谓贵族运动项目，诸如高尔夫球、保龄

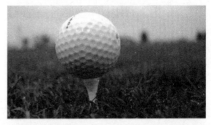

球、网球等。这些球类等运动项目都是竞技性比较强的项目，非常容易造成运动损伤。年轻人肌肉弹性比较好，可以胜任。而中老年人做这些运动项目时则需要相对控制运动幅度和运动量，以完成一次运动后次日精神饱满、身体毫无倦意为度，否则很容易造成运动损伤。当然，无论是哪个年龄段的人，运动前充分热身、运动量相对恒定、运动时间相对规律都是十分重要的。

▶ 健身体育：诸如游泳、健美操、瑜伽、交际舞、中老年大秧歌、太极拳等，甚至包括一些小区里的健身器械（固定自行车、健骑机、太空步、立位旋转轮、划船器、下肢训练器等）都属于健身类的体育项目，颇受中老年朋友们的喜欢，大部分也十分符合脊柱健康训练的原则，非常值

得提倡。但是，有一个基本原则必须牢记：循序渐进，养成规律，常年坚持，必然有益。

◇旅游须知

旅游、出差是现代工作生活的重要特征，也是生活质量提高的一种象征。但是，旅游或出差经常会打乱生活节奏，造成脊柱生物学节律的紊乱，很容易影响脊柱的健康。

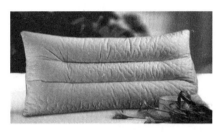

▶ 枕头：出差旅游需要在卧铺火车上或宾馆里睡觉，第一个不适应的就是枕头。蓬松棉枕头是火车或宾馆里最常用的枕头，这对颈椎曲度的维系非常不利，很容易造成落枕或其他颈椎问题。建议尽可能在旅行或出差时携带一个自己最中意的枕头（养麦皮的最佳）。

▶ 作息规律：打乱作息规律或倒时差是旅游和出差人员遇到的头痛问题。作息规律的紊乱，必然带来机体生物钟紊乱，同时还会影响脊柱的生物节律。尽量保持最基本的作息规律是旅游或出差中最为重要的事情。

▶ 旅行工具的影响：无论是汽车、火车、飞机，只要是长途旅行，就可能因为长时间的坐位环境造成脊柱关节僵硬，并可能由于负荷过久（尤其是下腰椎）而产生劳损。飞机气流平稳以后，或火车平稳行进过程中，经常起身行走活动少许（每小时1次）对脊柱健康有益。坐汽车则是非常辛苦的事情，尽可能最多每隔2小时有一次停车后的下车行走休息时间。

"休闲"的要点

酗酒害脊柱，小酌才养身；

娱乐不误眠，运动先热身；

出门带枕头，坐车常挺身；

作息保规律，疾病不缠身。

十九　不同人群的脊柱保健

正常人的脊柱保养问题是一个既简单又复杂的问题。由于脊柱疾病各个年龄段都可能发生、各种职业都不能幸免，所以，日常保健也不能一概而论。作者根据多年的临床经验，在本章节概要介绍不同人群的脊柱相关基本特征，并相应地给予一些脊柱保健的建议。

◇**年龄划分**

脊柱在不同的年龄段有不同的特点，根据这些特点我们需要采取不同的保健措施。

1. 幼儿

学龄前阶段是脊柱发育的重要时期，从学会站立到开始学走路，脊柱逐渐完成了结构发育的特征性阶段。最为主要的特征就是生理曲度的建立，包括向前的颈曲、向后的胸曲、向前的腰曲、向后的骶曲。在这些曲度建立的过程中，脊柱的异常曲度（曲度反向或侧弯）也容易出现。在此阶段，家长要善于观察，及早发现异常曲度（主要是侧弯）。此时纠正办法比较多，相对容易。具体可以在给孩子洗澡时做比较详细的观察：头颈有否歪斜？双肩有否高低不一致？胸廓或肩胛骨双侧是否不对称？再用手指中指指腹沿脊柱的后缘棘突尖向下一节节检查是否在一条直线上？还可以让孩子向前弯腰，从后面观察两侧胸背后面的高度是否一致？如果出现不对称、不一致等现象，很可能是特发性脊柱侧弯的前兆。

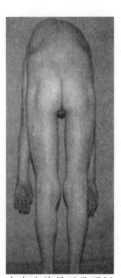

令患儿前屈可见两侧背部高度不一
检查脊柱侧弯

▶ 保健要点：自然成长，注意异常。

2. 少年

学龄后至高中毕业仍然是脊柱发育的重要时期，需非常注意良好姿态的培养，包括坐、卧、立、行基本姿态的习惯养成。尤其在小学三四年级之前，一定要经常检查脊柱是否发生侧弯的情况（方法同上），及早发现、尽早治疗是非常重要的。还要注意一个问题，由于现在的中小学生课业负担很重，经常伏案学习很长时间，非常容易很早就出现颈椎和腰椎疾病。其表现与成年人有所不同，其中颈椎问题大多没有明显的损伤史，只有疲劳姿态病史，有的孩子可能只是说经常头痛、有点晕，或者说"脖子有点累"等，此时要想到可能是颈椎关节的问题。腰椎问题则大多与运动损伤有关，要特别注意可能出现腰椎间盘突出的问题。少年型腰椎间盘突出症已经不是罕见疾病了。

▶ 保健要点：纠偏扶正，早期调整。

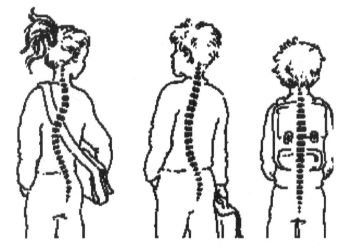

3. 青年

从脊柱退变角度讲，18~35岁这个阶段应该属于青年人群。青年人群要经历很多社会角色的转变，包括升学、就业、婚嫁、孕产（女性）等。学习工作负担逐渐增加，户外高危活动也比较多，心理压力很大，非常容易出现意外损伤和疲劳损伤。此阶段是脊柱力学急性紊乱的高发年龄段。

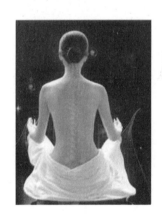

▶ 保健要点：习作规律，运动休闲。

4. 中年

大约35~60岁，人类的脊柱将处于急性损伤和慢性劳损的高峰阶段，尤其是椎间盘的退变问题突显。其中纤维环由于历经几十年的磨损，形成许多劳损性破坏，而髓核弹性却没有明显地减少（研究表明，在55岁以前髓核水分的减少不会超过10%）。就好像时值暮年的老马仍然搭载着壮年时的负荷，很容易被累垮的。许多医生都曾经做过统计，这个年龄段仅正常人腰椎间盘突出的情况就可达20%左右。所以，临床医生认为，35~55

岁是椎间盘问题的高发年龄。

▶ 保健要点：珍爱自己，忙里偷闲。

5. 老年

过了60岁以后，髓核水分迅速减少，很快出现髓核退变与纤维环退变的重新平衡，出现椎间盘突出的问题反而少了。但是，由于椎间盘及韧带组织的纤维化和钙化，整个脊柱的脆性增加，椎体压缩性骨折的危险性大幅增加。所以，老年患者经常会因为很小的一次跌倒，甚或稍微剧烈的运动而出现胸腰椎的椎体骨折。另外，老年患者的急慢性关节问题也很常见。由于骨质结构的严重退变，诸如椎管狭窄、腰椎滑脱、退变性关节紊乱症等疾病也会频繁发生。随着中国社会加速进入老龄化，老年脊柱患者的比例也逐年升高。

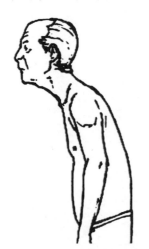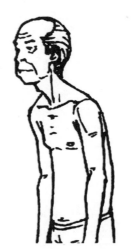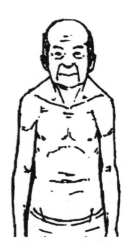

从当前的情况来看，老年人群是一组最热衷于保健的人群，但对于脊柱保健却没有给予足够的重视。比起其他慢性疾病，老年人自己对脊柱疾病的重视程度也不够。目前，几乎所有的关于老龄人群的运动健身方案大多是针对心脑血管等疾病设计的，虽然有一些运动与脊柱保健并不矛盾，但是，还应该注重几个问题。

▶ 间断运动，"少时多餐"：有许多老年人每天运动主要以晨练为主，经常达到2个小时左右。一般来讲，可以将晨练活动分为3~4个时段，在一天之中的不同时间来完成。一般每个时段最多1小时，最少15~30分钟。这样的好处是避免关节比较长时间地处于运动疲劳或僵硬休息状态，有利于关节的劳逸结合。

▶ 控制运动强度：对老年人来讲，关节运动极限会有一定程度的下

降，尽量不要勉为其难。有一些长期
练功的老人，关节韧带张力比较强，
可能会达到年轻人都不能比拟的程
度，但这不是所有老年人都可以做到
的。根据日常生活需要来设定自己的
运动量甚为重要。这里提倡选择健身
性体育活动，但要慎重选择竞技体育

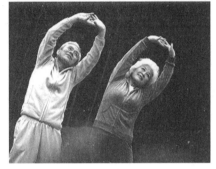

活动。各种球类（包括保龄球、网球、高尔夫球）等大运动量的训练要十
分小心，毕竟骨质相对疏松，韧带张力不如年轻人。

▶ 减少制动，增加活力：许多老年人先从精神上开始"认老"，并
选择书法、绘画等平心静气的自娱项目"修身养性"。但静多动少，反而
出现了许多脊柱问题。伏案书画等坐位状态会给脊柱结构带来许多疲劳负
荷，这一点前面已经提到过了，更何况是一个退变程度比较严重的脊柱。

▶ 保健要点：少食多动，运动适度。

◇ **性别划分**

男女性别因素也决定了脊柱退变损伤的某些特点。

1. 男性

一般来讲，男性体力工作者较多，风险因素多，外伤意外比较常见。

▶ 保健要点：珍重自己，平安大家。

2. 女性

女性家务负担相对较重，一生
中体形改变次数比较多，无论是乳房
发育、怀孕、生育、哺乳都可能给脊
柱曲度及躯体形态带来数次较大的改
变，这将使女性比较容易产生脊柱慢
性劳损等力学问题。但是，应该明确
的是，人类的适应能力足以应对各种
躯体力学改变。只要积极应对，心态平和，相对注意，同样可以减少损伤

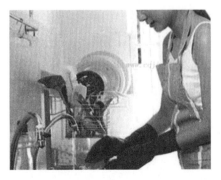

机会。

▶ 保健要点：顺其自然，主动防范。

◇**职业划分**

成年人的不同职业特点会对脊柱产生许多不同的影响，大致分成如下两大类。

1. 坐位人群

坐位人群分为劳作阶层和权贵阶层两类。

（1）劳作阶层：如司机、财会人员、公司文员、流水线坐位工人、裁缝等必须坐位工作的职业人员。由于长期坐位伏案工作，导致腰椎曲度发生异常改变，脊柱协调灵活能力下降，最后导致腰椎病。

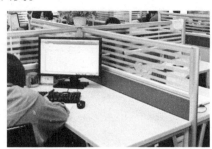

▶ 保健要点：工间舒展，业余常动。

（2）权贵阶层：如政府要员、企业首脑等权势人物。该阶层仍然属于长期坐位工作者，与上述劳作阶层的发病原理是一致的。但这些人群由于工作需要，经常会有视察、旅行、开会、应酬等频繁活动，生活极不规律，容易造成脊柱顺应性适应能力的下降，脊柱抗负荷本能逐渐减退。

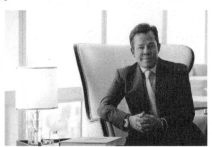

▶ 保健要点：忙里偷闲，生活规律。

2. 运动人群

（1）大载荷人群：重体力工作者，包括运动员、农民、建筑工人等。工作特点是工作强度大、四肢及脊柱运动频繁、负荷高，容易导致意外损伤。

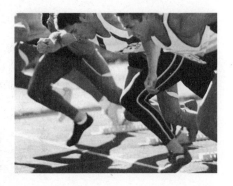

▶ 保健要点：力所能及，注意热身。

（2）**特职人群**：某些特殊的行业人员，如牙医、理发师、油漆工、小提琴手、乒乓球和羽毛球运动员等，他们的共同特点是固定某种姿态或固定使用某一侧肢体，从而造成脊柱负荷不均衡，容易受到疲劳损伤或不协调运动损伤。

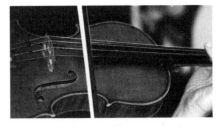

▶ 保健要点：姿态常变，劳逸结合。

综上所述，几乎所有人群、所有年龄段都可成为脊柱劳损与退变性疾病的高发人群，只是各自特点不同罢了，这足以引起我们对该类疾病的重视，对脊柱保健的重视。上面提到的保健要点只是针对某类人群的概括提示，还应该结合前面提到的各种健身要素来确立不同个体的具体保健措施。

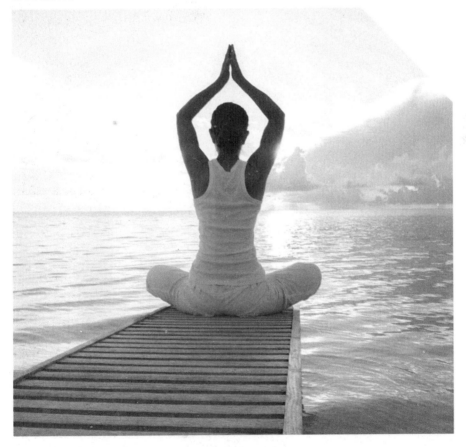

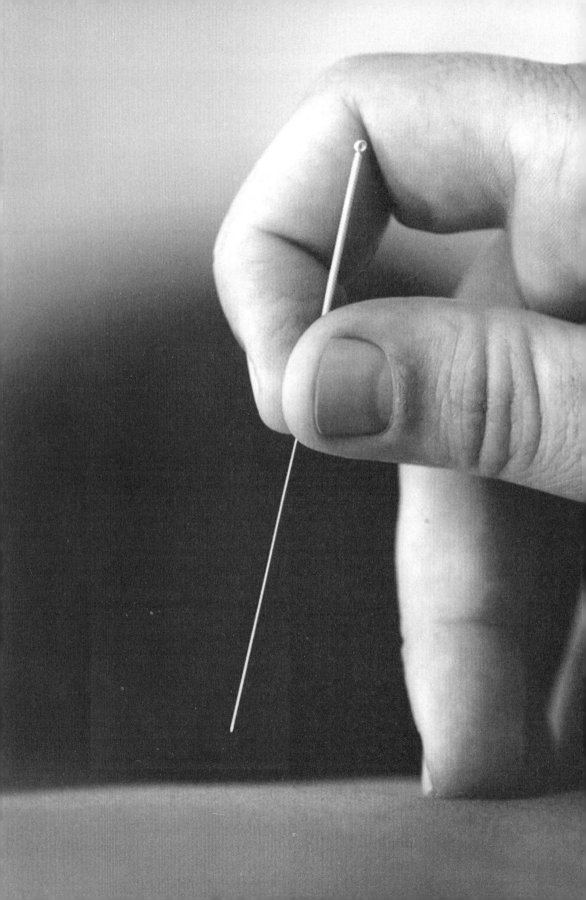

第六章

腰痛病中医疗法的常用
穴位与治疗方法

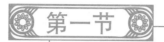

第一节

穴位疗法介绍

在中医上认为穴位是用来调整身体的重要点。在腰部疼痛时，按压相关的穴位，能促进血液流通，松弛僵硬的肌肉，最终达到缓和疼痛的效果。见效迅速、镇定精神和防止复发是穴位疗法最显著的特点。

★ 按压穴位的方法

◇自己按压

①采用坐姿，挺直腰背坐在椅子上。

②双手叉腰，用两手的大拇指按压腰部附近的穴位。

③单手握拳，把拳头夹在腰部穴位与椅背之间，背部用力后靠挤压穴位。

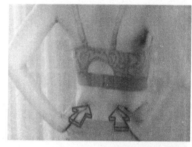

◇别人按压

①患者侧身躺在床上，双腿弯曲，大腿和小腿成V字形，背部朝向按压的人。

②指压的人站在床边，单手大拇指放在穴位上，身子前倾将全身的重量集中在拇指上，将穴位朝向身体的中心依顺序以基本的五拍方法按压，即"1、2、3"按压，"4、5"放松力量。

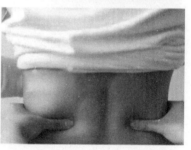

③然后，患者转向另一面侧躺，保持同样姿势，再以同样方式按压另一侧穴位。

◇按压穴位的道具

用手指按压穴位很方便，可是有些穴位范围比较小，手指按压面积过大，刺激效果不是很好，这个时候我们可以借助其他的小东西来完成。

①小发夹：使用小发夹，即使是很小的穴位也可以垂直按压，直接刺激。

②米粒和贴布：将米粒放在穴位点上，用贴布贴上，可直接对穴位施力。

③牙签：将20根牙签绑成一束，钝的一端能温和刺激，尖的一端可以强烈刺激，根据疼痛情况选择使用。

④笔：适用于面积较小的穴位，可以直接在穴位上进行摩擦按压。

◇**穴位按压方法**

使用不同的刺激方式对穴位进行按压，所达到的强度也是有大有小，您可以根据自己疼痛的程度选择任意一种方式。

◇**穴位按压五拍法**

按压的时候手指垂直放在穴位上，力度控制在"有点痛，但很舒服"的程度。

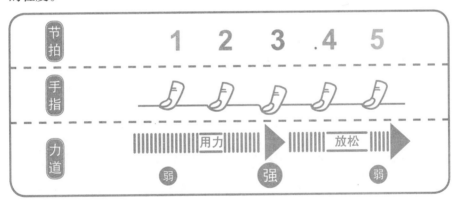

◇**按压方法**

揉搓法

拇指一边画圈一边按摩，1、2、3拍时用力，4、5放松。

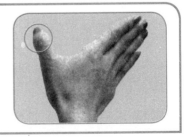

敲打法

手握成拳，轻轻地敲打穴位处，力道不宜过大，敲1分钟左右。

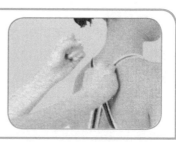

按压法

拇指放在穴位上，按五拍节奏，1、2、3时力量较强，4、5放松。

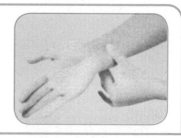

摩擦法

手掌来回抚摸似地摩擦，力道控制在让皮肤发热即可。

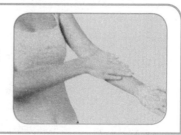

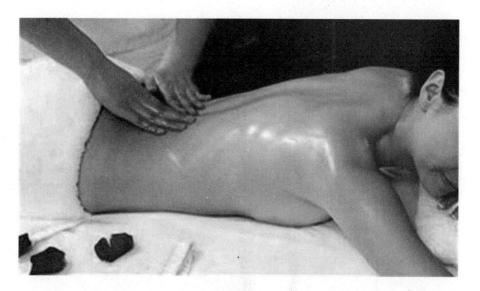

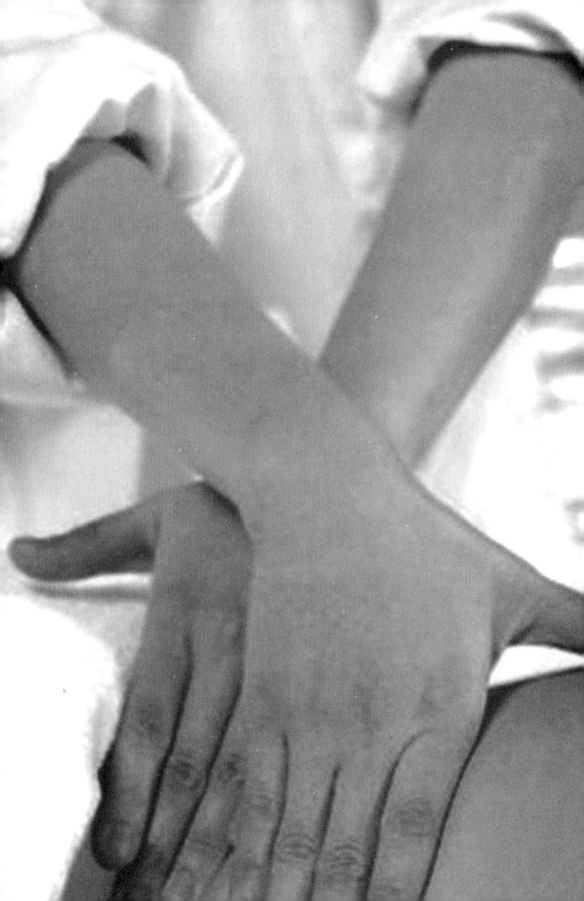

第二节
与腰有关的常用穴位

★ **找准穴位才会有效果**

从人体腰背部到脚都分布着可以治疗腰痛病的穴位，不同的穴位点针对着不同的病症，只有准确取穴，才能有效治疗疼痛。

精确取穴

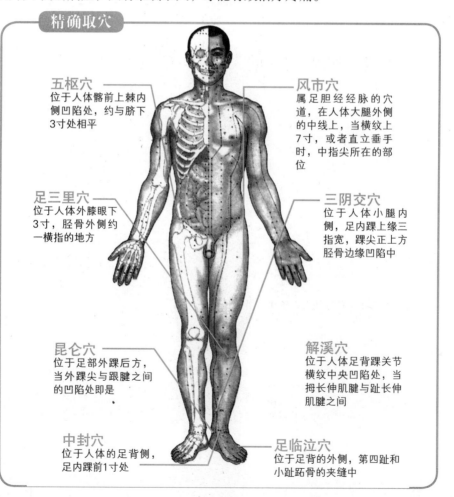

五枢穴
位于人体髂前上棘内侧凹陷处，约与脐下3寸处相平

风市穴
属足胆经经脉的穴道，在人体大腿外侧的中线上，当横纹上7寸，或者直立垂手时，中指尖所在的部位

足三里穴
位于人体外膝眼下3寸，胫骨外侧约一横指的地方

三阴交穴
位于人体小腿内侧，足内踝上缘三指宽，踝尖正上方胫骨边缘凹陷中

昆仑穴
位于足部外踝后方，当外踝尖与跟腱之间的凹陷处即是

解溪穴
位于人体足背踝关节横纹中央凹陷处，当拇长伸肌腱与趾长伸肌腱之间

中封穴
位于人体的足背侧，足内踝前1寸处

足临泣穴
位于足背的外侧，第四趾和小趾跖骨的夹缝中

精确取穴

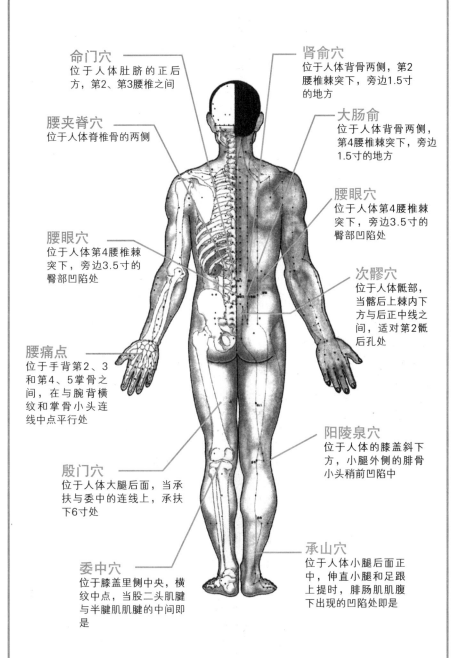

命门穴
位于人体肚脐的正后方，第2、第3腰椎之间

腰夹脊穴
位于人体脊椎骨的两侧

腰眼穴
位于人体第4腰椎棘突下，旁边3.5寸的臀部凹陷处

腰痛点
位于手背第2、3和第4、5掌骨之间，在与腕背横纹和掌骨小头连线中点平行处

殷门穴
位于人体大腿后面，当承扶与委中的连线上，承扶下6寸处

委中穴
位于膝盖里侧中央，横纹中点，当股二头肌肌腱与半腱肌肌腱的中间即是

肾俞穴
位于人体背骨两侧，第2腰椎棘突下，旁边1.5寸的地方

大肠俞
位于人体背骨两侧，第4腰椎棘突下，旁边1.5寸的地方

腰眼穴
位于人体第4腰椎棘突下，旁边3.5寸的臀部凹陷处

次髎穴
位于人体骶部，当髂后上棘内下方与后正中线之间，适对第2骶后孔处

阳陵泉穴
位于人体的膝盖斜下方，小腿外侧的腓骨小头稍前凹陷中

承山穴
位于人体小腿后面正中，伸直小腿和足跟上提时，腓肠肌肌腹下出现的凹陷处即是

◇肾俞穴治疗闪腰疼痛

肾俞穴是足太阳膀胱经上的一个重要穴位，人的衰老首先从肾开始，每天坚持按摩、击打肾俞穴，可以增加肾脏的血流量，保护肾脏，改善肾功能，防治肾虚，延缓衰老。

▶ **部位**：位于人体的腰部，当第2腰椎棘突下，左右二指宽处即是。

▶ **主治**：该穴位主要用于治疗腰痛、肾脏病、高血压、低血压、耳鸣、精力减退等疾病，尤其可缓解闪腰造成的剧烈疼痛，让人放松心情。

取穴技巧

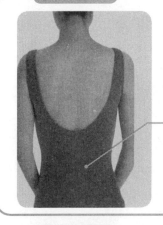

站立姿势，在肚脐的正后方，找到第2腰椎骨，在其左右两指宽的位置就是。

按压方法

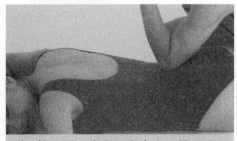

别人按压时，患者趴在床上，按压者用肘尖突出的尺骨鹰嘴垂直按压。

—— 按压注意事项 ——

①为了防止患者在按压过程中因力道过大身体向下凹陷，可在腹部垫一个枕头之类的东西。

②自己进行按压时，采用直立站姿，双手握拳，对着穴位轻轻敲打；也可双手叉腰，左右手大拇指同时对准左右穴位以垂直方式按压。

◇承山穴缓解疼痛压力

承山穴的位置是筋、骨、肉的纽结，是最直接的受力点。平时承受的巨大压力会让我们产生疲劳感。而不管遇到多大压力，身心多疲惫，只要轻轻按压承山穴，就能够缓解疲劳，消除压力。

▶ 部位：属足膀胱经经脉之穴道，在人体的小腿后正中，委中穴与昆仑穴之间，当伸直小腿或足跟上提时，腓肠肌肌腹下出现的尖角凹陷处就是该穴。

▶ 主治：经常按压可舒筋活血，对腰腿疼痛、坐骨神经痛、腰背疼痛、足跟疼痛等有明显疗效。

取穴技巧

1. 正坐跷脚，将要按摩的脚抬起，放置在另外一只腿的膝盖上。

2. 用同侧的手掌握住脚踝，大拇指的指腹沿着脚后跟正中直上，在小腿肚下，"人"字形的中点处就是该穴。

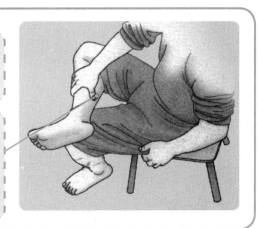

按压方法

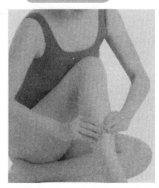

采取坐姿，两手环绕包裹着小腿，拇指在后面的穴位处，四指在前，垂直拇指进行指压。

—— 按压注意事项 ——

腰部疼痛到无法弯曲时，可以坐在椅子上，把脚抬起垂直放在椅子上，双手对着小腿肚，用拇指垂直按压。

◇足临泣穴针对办公疲劳

这是人体的一个重要穴位。足，指穴位在足部；临，居高临下的意思；泣，眼泪。"足临泣"指胆经的水湿风气膈化雨冷降。

▶ 部位：位于足背外侧，第四趾趾关节的后方，小趾伸肌腱的外侧凹陷处。

▶ **主治**：此穴位对头痛、腰痛、肌肉痉挛、足跗肿痛等都具有良好的疗效，并且配合解溪穴还有通经活络、消肿止痛、缓解疲劳的作用。

取穴技巧

1. 正坐，垂足，抬起左脚放在座椅上。

2. 伸出左手，轻轻握住左脚趾，四指在下，大拇指弯曲，用指甲垂直掐按穴位。

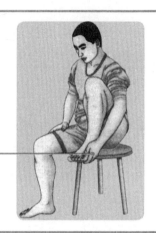

按压方法

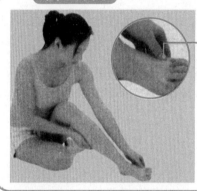

采取坐姿，用疼痛侧同侧的手进行按压。

按压注意事项

①要想增加效果，可以将膏药贴布剪成小块，贴在穴位处，对穴位进行长时间的温和刺激。②将笔放在该穴位上，轻轻用力挤压，但要注意力道，以免擦伤皮肤。

◇解溪穴治疗轻微疼痛

解，散的意思；溪，地面流行的经水。"解溪"的意思就是指胃经的地部经水由本穴解散并流溢四方。据《医学入门》记载："足腕上、系鞋带处之陷凹中，适当吾人束缚鞋带之处，解而开之，因名解溪"，故也称草鞋带穴、鞋带穴。

▶ **部位**：位于小腿与足背交界处的横纹中央凹陷处。

▶ **主治**：经常按摩此穴，可治疗运动系统疾病，如踝关节周围组织扭伤、腰部轻微疼痛等，对消化系统疾病，如胃、肠炎也有很好疗效。

取穴技巧

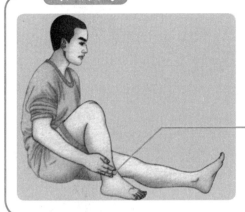

1. 坐姿，一腿屈膝，脚平放。

2. 同侧手掌放在脚踝上，大拇指在上面，四指指腹沿着胫骨下滑到脚腕，两筋之间的凹陷就是该穴。

按压方法

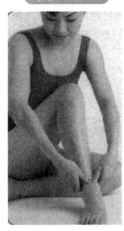

采取双手抱膝的姿势，左右手的拇指重叠放在解溪穴上，双手拇指同时施力按压，如果感觉到刺激已经扩展到肌腱，就表示按压有效果了。

按压注意事项

在按压穴位的同时，将脚尖抬起、放下，不断重复，但要注意这个过程中脚后跟不能抬起，可以增加按压效果。

◇命门穴针对腰扭伤

命，人的根本；门，出入的门户。本穴因其位于腰背正中部位，内连脊骨，在人体重力场中位置低下，脊骨内的高温高压阴性水液由此穴外输体表督脉，本穴外输的阴性水液有维系督脉气血流行不息的作用，是人体生命之本，故称"命门"，也称"属累穴""精宫穴"。

▶ 部位：在第二腰椎棘突下（两侧肋弓下缘、连线中点，一般与肚脐正中相对），即肚脐正后方处即是。

▶ 主治：按摩此穴对肾气不足、精力衰退有固本培元的作用，对腰痛、腰扭伤、坐骨神经痛有明显疗效。

取穴技巧

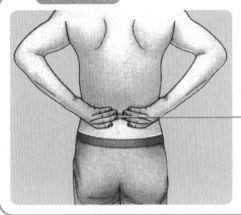

站立，伸两手至腰背后，大拇指在前，四指在后。左手中指指腹所在位置即是。

按压方法

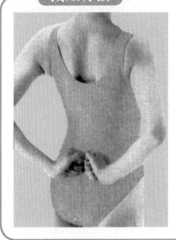

自己按压时，可以使用站立姿势，腰部自然挺直，将手握拳放在穴位处，双拳同时轻轻敲打该穴。

按压注意事项

①自己也可以将右手中指的指腹压在左手中指上，对准穴位，双手同时用力，在按压时要注意，会有强烈的压痛感。

②别人帮助按压时，患者呈"大"字形俯卧在床上，用拇指按压，为了防止患者身体的弯曲，可以在腰部下方垫一个枕头。

◇殷门穴缓解年龄导致的腰痛

殷门穴是足太阳膀胱经的穴位，在大腿后侧正中，敲打这处穴位，专门治疗腰背疼痛和腰椎间盘突出症状，并且立竿见影，效果非常明显。

▶ 部位：大腿后面当承扶穴与委中穴的连线上，承扶穴下6寸处即是。

▶ 主治：按摩、敲打殷门穴，可以舒筋通络、强腰膝，对腰背痛、股部炎症等，也具有明显的调理和改善作用；配合大肠俞穴，治疗腰痛；配肾俞穴有健腰补肾、舒筋活络的作用，能够治疗腰脊疼痛；配风市穴、足三里穴，有利腰腿、祛风除湿的作用，能够治疗下肢痿痹。

取穴技巧

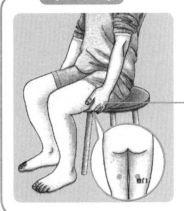

正坐，双手食指与中指并拢，其他手指弯曲，放于大腿后正中，臀部与膝盖的中间位置偏上处，则中指所在位置即是。

按压方法

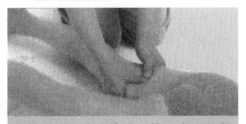

人按压时，患者俯卧，按压者双手紧扣大腿，两手的大拇指重叠放在穴位上，双臂伸直施加体重的力量来强烈按压。

按压注意事项

①别人按压时，患者可以进行绕肩运动，促进血液流动。

②自己按压时，坐在椅子上，脚下可放一个小凳子将脚垫高，保持大腿腾空的状态，用大拇指指腹按揉该穴位，左右腿轮流按压，各1~3分钟。

◇**三阴交穴治疗女性生理期腰痛**

"三阴交"这个穴位的名称最早出现于《黄帝明堂经》，它是肝、脾、肾三条阴经的交会穴，肝藏血、脾统血、肾藏精。经常按揉三阴交穴，可以调补肝、脾、肾三经的气血，达到健康长寿的目的。

▶ **部位**：属足脾经经脉的穴道，在人体小腿内侧，足内踝上缘三指宽，踝尖正上方胫骨边缘凹陷中。

▶ **主治**：此穴是妇科主穴，对妇科疾病很有疗效，如女性生理期腰

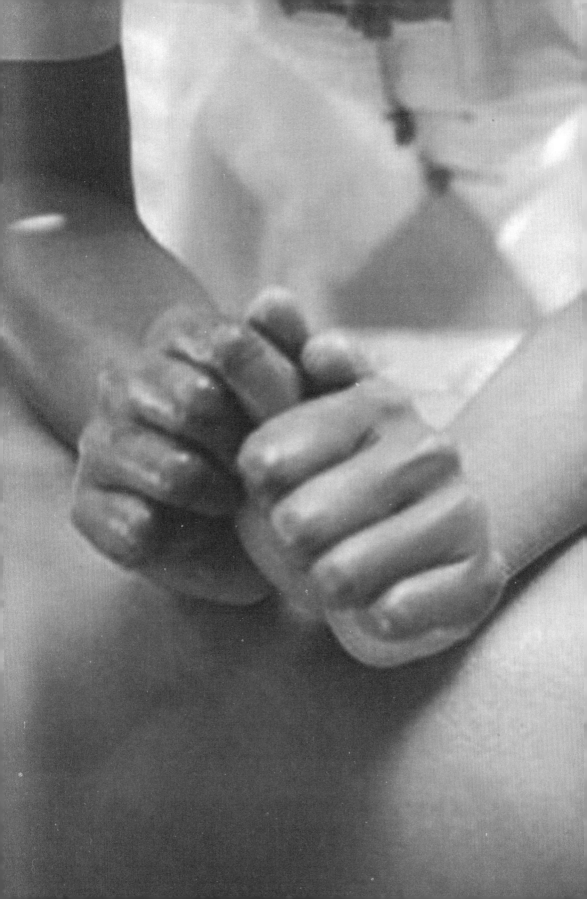

痛、月经不调、痛经、带下等；还能够使腹胀、消化不良、神经衰弱、全身无力、下肢麻痹、神经痛、脚气病、更年期综合征等症状得到缓解。

取穴技巧

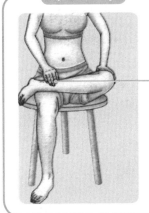

正坐，抬脚置另一腿上。另一侧手除拇指外的四指并拢伸直，并将小指置于足内踝上缘处，则食指下、踝尖正上方胫骨边缘凹陷处即是该穴。

按压方法

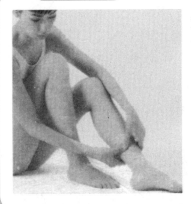

采取坐姿，两手环绕住脚踝，左右手的大拇指重叠垂直按压。

—— 按压注意事项 ——

每天早晚各一次，力道掌握在有点疼但又很舒服的程度。在按压之后，如果用吹风机对着穴位加温的话，会增加按压的效果。但要注意，孕妇禁按此穴位。

◇ **足三里穴治疗腰部生理痛**

足三里属足阳明胃经经脉，是胃经的合穴，也就是胃脏精气功能的聚集点，主治腹部上、中、下三部之症，因此名为"三里"。此穴位于人体下肢，为了和手三里相区别，所以称为"足三里"。

▶ 部位：位于外膝眼下3寸，距胫骨前嵴一横指，当胫骨前肌上。

▶ 主治：此穴有养生保健的功能，能够增强体力、消除疲劳、强壮神经，按摩此穴还能增强下肢力量，防治腰膝酸痛、软弱无力等症，对胫腓骨神经痛、坐骨神经痛等都有疗效。

取穴技巧

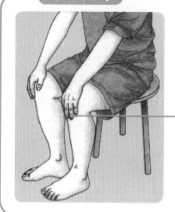

1. 正坐，膝盖弯曲90°。
2. 掌心对着膝盖骨，手指朝下，无名指指尖所在处即是该穴。

按压方法

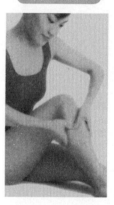

坐在地板或床上，屈起一腿，双手握住腿膝盖下方，拇指在前，四指在后，用两手拇指指腹刺激此穴位来进行垂直指压。

按压注意事项

在办公室里，可以用原子笔来刺激足三里穴位，握住原子笔的前端，会比较好施力，力道也较集中。

◇**风市穴缓解腰腿酸软**

不知你或者你的家人是否受到风湿的困扰？或者总是感到腰腿酸疼，甚至时常有肢体麻木的感觉？遇到这种情况，你不妨按揉一下风市穴。《肘后备急方》中记载，这个穴位"在两髀外，可平倚垂手，直掩髀上，当中指头大筋上，捻之自觉好也"。

▶ **部位**：属足胆经经脉的穴道，在人体大腿外侧的中线上，当腘横纹上7寸，或者直立垂手时，中指尖所在的部位。

▶ **主治**：长期按摩这个穴位，具有祛风湿、利腿足的作用，对脚痛、腿膝酸痛、腰重起坐难等病症，具有特殊的疗效。

取穴技巧

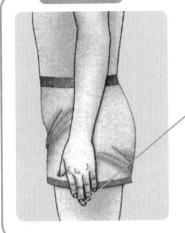

直立，手自然下垂，手掌轻贴大腿中线如立正状，中指所在位置即是。

按压方法

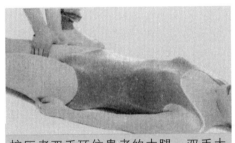

别人按压时，患者采取仰卧姿势，双腿微分，双臂自然垂直放在身体两侧。

按压者双手环住患者的大腿，双手大拇指重叠置于患者的风市穴上，双臂伸直进行垂直按压。

按压注意事项

自己按压时虽然站着比较方便，但很容易偏离穴位的范围，效果不佳，所以可以选择坐姿。坐在地板或床上，用同侧手的大拇指用力按压伸直腿上的风市穴，两腿交替按压即可。

◇**腰痛点穴治疗腰痛的手部穴位**

手部中的腰痛点穴包括两个穴位，即威灵穴和精灵穴。它们分别位于手背第2、3掌骨骨间隙和第4、5掌骨骨间隙的后缘，腕背横纹与掌骨小头连线的中点凹陷处，左右两手一共有四个穴位。

▶ **部位**：位于手背无名指与中指、中指与食指的指骨之间的两个部位。

▶ **主治**：该穴位对急性腰扭伤、腰肌劳损、手背红肿疼痛、腕关节炎、小儿急惊风、小儿慢惊风等病症有很好疗效。

取穴技巧

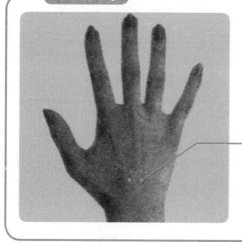

在手背上第2、3和第4、5掌骨之间，在与腕背横纹和掌骨小头连线中点平行处的位置就是该穴。

按压方法

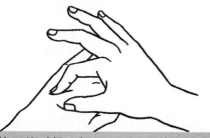

按压的时候，把另一只手的食指和拇指放在与疼痛同一侧手的两个穴位点上，同时进行按压，效果会更好。别人按压时，患者采取仰卧姿势，双腿微分，双臂自然垂直放在身体两侧。

按压注意事项

因为腰痛点穴不是直接接触到疼痛部位的，所以即使是在疼痛十分剧烈时，仍然可以放心地按压该穴位。另外，疼痛剧烈并持久的话，可以将一粒米放在该穴位上，拿医用贴布贴下去，可以长时间刺激穴位。

◇阳陵泉穴缓解腰部疲劳

"阳陵泉"指胆经的地部经水在此穴位大量气化，该穴位是传统中医针灸经络的八大会穴之一，有"筋会阳陵"之说，所以也称"筋会穴""阳陵穴"。长期筋骨僵硬、酸痛，容易抽筋的人，只要多按压这个穴位，就能得到改善。

▶ 部位：阳陵泉穴位于人体的膝盖斜下方，小腿外侧之腓骨小头稍前凹陷中。

▶ **主治**：按摩这个穴位能疏泄肝胆、清利湿热、舒筋健膝，对筋骨僵硬、腰腿疲劳有特效；长期按压该穴位，对肋间神经痛、肩关节痛、膝关节痛、腰腿疼痛等具有很好的改善作用。

取穴技巧

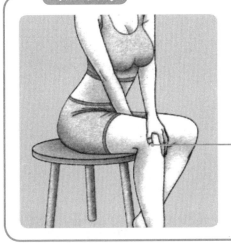

1. 正坐，垂足，屈膝约呈90°，上前俯。
2. 用右手手掌轻握左脚膝盖前下方，四指向下，大拇指指腹所在位置即是。

按压方法

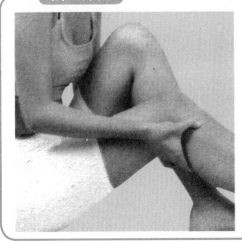

坐在床上，右手包裹住右侧小腿上部、膝盖下方，大拇指对准穴位，其余四指托住小腿肚，用大拇指指腹垂直揉按。

按压注意事项

在按压该穴位时，会出现酸、胀、痛的感觉，按压顺序是先左后右，左右双腿每次各按压1～3分钟。

◇**委中穴治疗腰酸背痛**

委中穴是中医针灸经络中的四大总穴之一，因此，在古代的经诀歌中就有"腰背委中求"之类的句子，《幼科铁镜》一书中云："惊时若身往前扑，即将委中穴向下掐住，身便直。"委，堆积的意思；中，穴内气血所在为天、人、地三部的中部。该穴也叫"腘中穴"、"郄中穴"、"血郄穴"。

▶ 部位：属足膀胱经经脉的穴道，在膝盖里侧中央，横纹中点，当股二头肌腱与半腱肌肌腱的中间即是。

▶ 主治：腰腿无力，腰酸背痛，几乎成了每一个现代文明人的通病，此时，只要长期按摩此穴位，对腰背、腿部的各种疾病，如腰腿无力、腰痛、腰连背痛、腰痛不能转侧等，都有良好的疗效。

取穴技巧

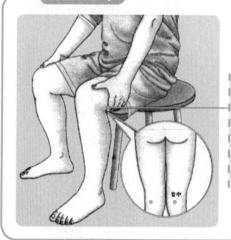

1. 端坐垂足，双手轻握大腿两侧。
2. 大拇指在上，其余四指在下，食指放于膝盖里侧，即腿弯的中央，则食指所在的位置即是该穴。

按压方法

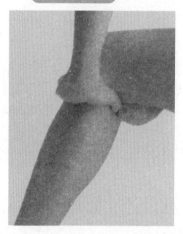

使用站姿时，可将一只脚微微垫高，另一只腿伸直，上半身弯曲，双手大拇指按住垫高腿的穴位，其他四指贴在膝盖上，然后用大拇指进行按压。

按压注意事项

①此穴位附近分布着神经和血管，所以要轻轻地搓揉。
②在采用坐姿时，双腿自然弯曲，用食指的指腹向内揉按，会有酸痛感产生。

◇昆仑穴缓解腰骶疼痛

在针灸穴中，昆仑穴是足太阳膀胱经的穴道，能够舒筋化湿、强肾健腰。中国古代医书《医宗金鉴》中写道："足腿红肿（昆仑）主，兼治齿痛亦能安。"本穴中各个层次都有气血物质存在，就像广漠无垠的状态一样，所以名"昆仑"，也称"上昆仑穴"。

▶ **部位**：属足膀胱经经脉的穴道，在足外踝后五分处，当外踝尖与跟腱之间的凹陷处即是。

▶ **主治**：按摩该穴位，具有消肿止痛、散热化气的作用；长期按摩，对肩痛、腰背痛、坐骨神经痛、关节炎等症状，具有调整和改善作用，对腰、腿和背部脊椎具有很好的疗效。

取穴技巧

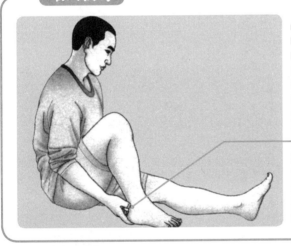

1. 正坐垂足，腿伸直，将另一只脚稍向斜后方移至身体侧边，脚跟抬起。
2. 用同侧手，四指在下、掌心朝上扶住脚跟底部。大拇指弯曲，指腹置于外脚踝后的凹陷处，则大拇指所在位置即是。

按压方法

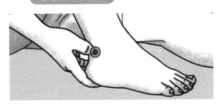

坐在地板或床上，将腰痛一侧的脚向后移动，微微抬高脚跟，用同侧手，四指在下、掌心朝上地握住脚跟底部，大拇指弯曲，用指尖从上到下轻轻地刮按。

按压注意事项

① 在刮按时会有非常疼痛的感觉，所以开始时力道不要过大，以免刮伤。
② 孕妇忌用力刮按。

◇中封穴治疗腰痛的脚部穴位

中，正中的意思；封，封堵的意思。《圣济总录》中说："中封二穴，金也，在足内踝前一寸，仰足取之陷中，伸足乃得之，足厥阴脉之所行也，为经，治疝，色苍苍振寒，少腹肿，食快快绕脐痛，足逆冷不嗜食，身体不仁，寒疝引腰中痛，或身微热，针入四分，留七呼，可灸三壮。"

▶ **部位**：这个穴位在人体的足背侧，当足内踝前，商丘穴与解溪穴连线之间，胫骨前肌腱的内侧凹陷处。

▶ **主治**：扭转腰部、回头或睡觉翻身感觉腰部疼痛时，按压此穴有很好的缓解效果；长期按摩该穴位对阴茎痛、遗精、小便不利、胸腹胀满、腰痛、足冷、内踝肿痛等疾患，具有良好的疗效；另外配解溪穴、昆仑穴，具有活血消肿的作用。

取穴技巧

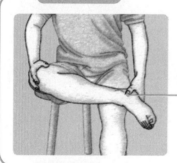

1. 正坐，将右脚置于左腿上。
2. 左手掌从脚后跟处握住，四指在脚后跟，拇指位于足内踝外侧，拇指的位置即是。

按压方法

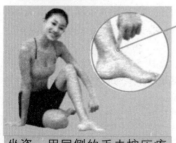

食指按在穴位上，四指轻握拳，然后用食指指尖轻轻按压。

坐姿，用同侧的手去按压疼痛侧的脚。

按压注意事项

①按压时采用坐姿、站姿都可以，但要保证脚部伸直。
②按压时会有阵阵的刺痛感，要根据自己所能承受的范围控制力道。

◇环跳穴治疗腰肌疼痛

环，一种圆形而中间有孔的玉器，或者一串连环中的某一节，这里指穴内物质为天部肺金特性的凉湿之气；跳，跳动的意思，阳之健，这里指穴内阳气健盛。对于这个穴，《素问·气府论》王冰注："足少阳，太阳二脉之会。"该穴也称"膑骨""髋骨""分中""环各""髀枢""髀厌"。

▶ 部位：属足胆经经脉的穴道，在人体的股外侧部，侧卧屈股，当股骨大转子最凸点与骶管裂孔连线的外1/3与中1/3的交点处。

▶ 主治：这个穴位对腰痛、背痛、腿痛、坐骨神经痛等症状具有特效；长期按摩这个穴位，对下肢麻痹、腰部肌炎、大腿肌炎、膝部肌炎、风疹、脚气等症状和疾病，具有很好的调理、改善、医治和保健作用。

取穴技巧

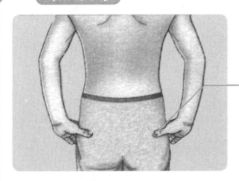

自然站立，同侧手叉臀上，四指在前，大拇指指腹所在位置的穴位即是。

按压方法

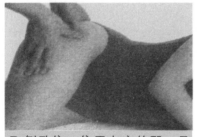

双手的拇指交叠置于环跳穴之上，将体重集中在拇指，垂直施力，此时患者的脚趾尖会有麻麻的感觉。

取侧卧位，位于上方的那一只脚，膝盖要触及地板。

━ 按压注意事项 ━

①这是一个要侧躺才容易进行指压的穴位。

②按压时会有阵阵的麻麻感，要根据自己所能承受的范围控制力道。

◇后溪穴治疗腰部扭伤

此穴名最早见于《灵枢·本输》。"后"与"前"相对，指穴内气血运行的人体部位为后背督脉之部；溪，穴内气血运行的道路。《金鉴》中说："盗汗后，溪穴先砭。"因为本穴有清阳之气上行督脉，所以为督脉手太阳之会。在五行中，此处穴位属木。

▶ **部位**：属小肠经脉的穴道，在人体的手掌尺侧，微微握拳，当第五指掌关节后远侧，掌横纹头赤白肉际。

▶ **主治**：能有效治疗闪腰、腰痛、腰部急性扭伤、慢性劳损等；长期按压此穴，并配合针灸，能治疗精神分裂、癔病、肋间神经痛等疾患，对盗汗、落枕也具有缓解作用；配列缺穴、悬钟穴治疗颈痛；配人中治疗急性腰扭伤。

取穴技巧

伸臂曲肘向头，上臂与下臂约45°，轻握拳，手掌感情线之尾端在小指下侧边凸起如一火山口状处即是该穴。

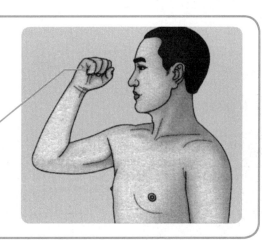

按压方法

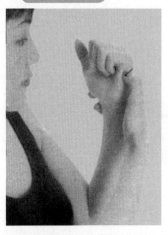

取站立位，握紧拳头，找到穴位处，然后立起拇指指尖，垂直按压该穴位，也可以用指甲掐按该穴。

按压注意事项

①用指甲掐按该穴位，有胀酸感，每次掐按1～3分钟即可。

②长期伏案工作或在电脑前久坐的人，可以每隔1小时，将双手后溪穴放在桌沿上来回滚动3～5分钟。

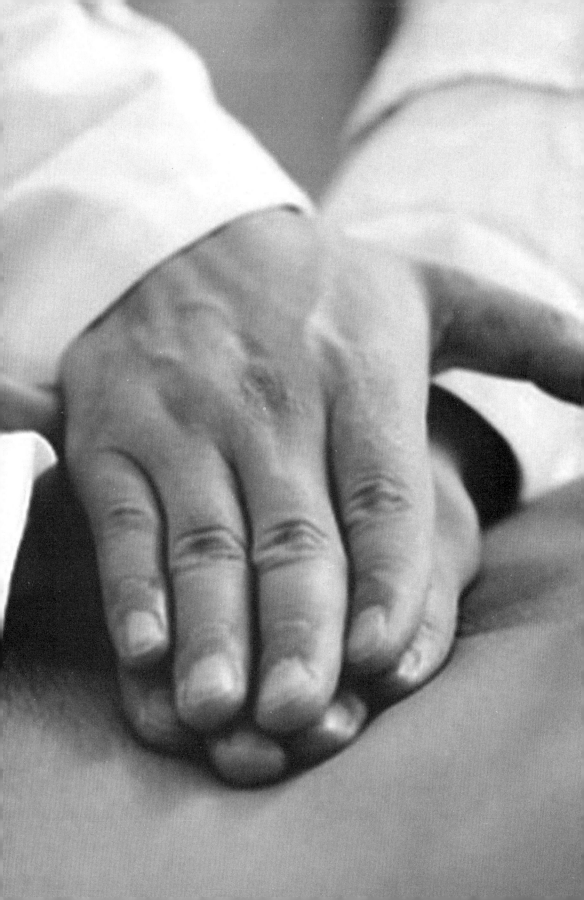

第三节
推拿按摩疗法介绍

推拿按摩疗法，是结合相关穴位，通过舒筋活络，改善血液循环，达到治疗疼痛的目的。此方法能让肌肉和关节变得柔软又有弹性，能清除积压在肌肉里的乳酸，缓解疲劳，让亢奋的神经缓和下来，安定紧张的精神状态，让身体不容易感到疲劳。

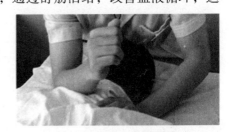

一　按摩常用方法

◇捏　法

捏法常用于头颈、项背、腰背及四肢，具有舒筋通络、行气活血、消积化淤、调理脾胃等作用。

◇肘按法

肘按法是将肘关节弯曲，用突出的尺骨鹰嘴着力按压特定部位。

◇掌摩法

用手掌掌面附着于施术部位，做有节律的环形摩动。摩法轻柔缓和，具有行气和血、消积导滞、去淤消肿、清腑排浊等作用。

◇点　法

点法作用面积小，刺激大，用于全身穴位，具有疏通经络、开通闭塞等作用，包括拇指点和屈指点。

二　推拿常用方法

◇推　法

推法可在人体各部位使用，具有行气活血、疏通经络、舒筋理肌等作用。推法操作时，掌根着力部位要紧贴皮肤，用力要稳，速度要缓慢均匀。

拿法是指用拇指和食、中两指或其他三、四指对称地用力，提拿一定部位或穴位的手法。刺激较强，多作用于较厚的肌肉筋腱。

三　推拿按摩常用方法

下面这些方法操作简单，大家很轻松地就能学会，在腰痛出现时，很方便地就能缓解疼痛。

捏　法

捏法常用于头颈、项背、腰背及四肢，具有舒筋通络、行气活血、消积化淤、调理脾胃等作用，有二指捏法和三指捏法之分。

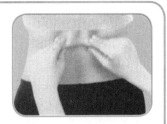

肘按法

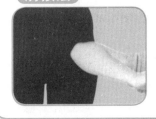

将肘关节弯曲，用突出的尺骨鹰嘴着力按压特定部位。

掌摩法

用手掌掌面附着于施术部位，做有节律的环形摩动。

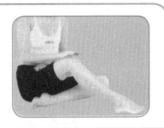

点 法

用手掌掌面附着于施术部位，做有节律的环形摩动。

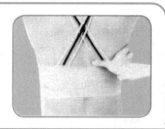

推 法

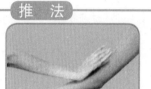

掌根着力部位要紧贴皮肤，用力要稳，速度要缓慢均匀。

拿 法

用拇指和其他四指对称地用力，提拿一定的部位或穴位。

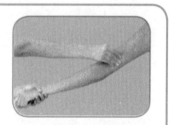

四 腰背按摩缓解腰部沉重

长期维持一个姿势所带来的压力常常会使我们的整个腰部沉重疼痛，这个时候对酸痛部位进行按摩，能有效地放松腰部周围僵硬的肌肉，缓解疲劳。

◇治疗目的

促进血液循环，放松僵硬的肌肉，消除肌肉里累积的乳酸。

◇取 穴

肾俞穴、殷门穴、次髎穴。

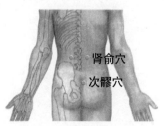

肾俞穴

次髎穴

◇操作方法

▶ **掌心按摩法**：患者俯卧，按摩者站在患者身旁，用双手掌心在患者背部、腰间、臀部等肌肉面积较大的地方轻轻摩擦。按摩时双臂伸直，借助全身的力量对按摩部位施力，同时摩擦顺序是由臀部往腰的方向轻擦，时间在20分钟左右。

▶ **掌心擦揉法**：揉法轻柔缓和，刺激量小，具有宽胸理气、活血化瘀、消肿止痛、舒筋活络等作用。使用该方法时，将一手手掌大鱼际或掌心掌根放在腰背疼痛部位做轻柔缓和的揉动，另一只手扶住患者身体，起固定作用。

▶ **拳头按压法**：该方法是以抬高腰部来控制力道，通过身体重量的按压将背部的疲劳一扫而空。患者仰卧，双膝并拢屈曲45°左右，双脚脚掌着地，然后将手轻握成拳头放在背部下方，自然抬起腰部，以身体的重量来进行按压。

▶ **拇指重叠按压法**：患者俯卧，按摩者站在患者身体一侧，用一手大拇指按在穴位上，另一只手的大拇指重叠放在该拇指上，双指共同施力对疼痛穴位进行按压，透过手部，将全身的重量都施加在患部上，这样才能强有力地刺激疼痛点。

▶ **腰背按摩法**：按摩时使用不同的方法对疼痛点所产生的刺激力度也不一样，根据自身疼痛的程度可以任意选择其中一种方法。

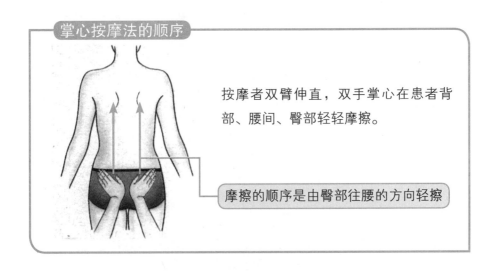

掌心按摩法的顺序

按摩者双臂伸直，双手掌心在患者背部、腰间、臀部轻轻摩擦。

摩擦的顺序是由臀部往腰的方向轻擦

掌心擦揉法

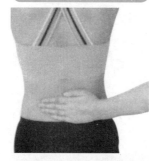

将手掌大鱼际或掌心掌根放在腰背疼痛部位做轻柔缓和的揉动。

拳头按压法

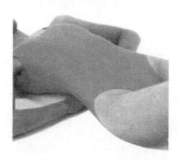

患者仰卧，双脚脚掌着地，将手轻握成拳头放在背部下方，自然抬起腰部，以身体的重量来进行按压。

拇指重叠按压法

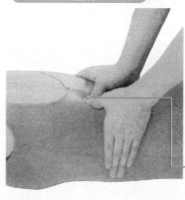

患者俯卧，按摩者站在患者身体一侧，双指共同施力对疼痛穴位进行按压。

用一手大拇指按在穴位上，另一只手的大拇指重叠放在该拇指上。

五　腿部按摩缓解腰部无力

腰部无力与沉重感出现有时候是由腿部、脚部肌肉紧张、僵硬所造成的，这就需要放松腿和脚部的肌肉，缓解疲劳，对适当的部位进行按摩。

◇ **治疗目的**

缓和亢奋的神经，促进血液循环，放松僵硬的肌肉。

◇ **取　穴**

风市穴、阳陵泉穴、承山穴、足三里穴、足临泣穴、三阴交穴。

◇ **操作方法**

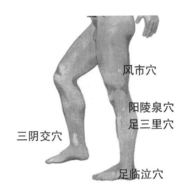

▶ **手臂推压法**：坐在椅子上，将前臂置于大腿想刺激的部位，要推压左侧就将左手臂放在想刺激处，将全身的重量集中在手臂上来推压大腿。如果再加上右手的力道则更能增加刺激效果，然后从靠近膝盖的地方往腰部方向缓慢移动。

▶ **拇指按压法**：指压者扣紧患者疼痛一侧的大腿，将两手的大拇指放在疼痛点上，然后伸直手臂慢慢地施加全身的力道来指压，以此缓解腿部疼痛引发的腰痛症状。此处如果强力指压时会有疼痛的感觉，所以，不要使用太大的力道。

▶ **高尔夫球按摩法**：按摩位于小腿处的三阴交穴能减轻腰部疼痛。坐在地板上将膝盖屈曲，在手心下放置一个高尔夫球，然后前后转动球体，以同一方向画圆似地滚动，当球转到想按摩的地方，垂直压下后轻转球体，注意以不压到骨头为要点。

▶ **单手摩擦法**：以单手摩擦小腿骨及小腿肚，并转动脚踝，能摩擦生热，促进血液循环，改善脚底冰冷，但要注意的是小腿内侧为敏感地带，勿以太强的力道来按摩。

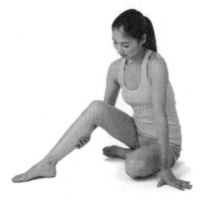

▶ **腿部按摩法**：对腿部进行按摩时，自己不容易施加压力，此时可以借助外物或他人的力量来完成，您不妨按着下面的方法试一试！

手臂推压法

坐在椅子上，将前臂置于大腿想刺激的部位，要推压左侧就将左手臂放在想刺激处，将全身的重量集中在手臂上来推压大腿。

可以加上右手的力道增加刺激效果。

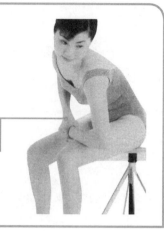

拇指按压法

指压者扣紧患者疼痛一侧的大腿，将两手的大拇指放在疼痛点上，然后慢慢地施加全身的力道来指压。

双臂伸直

拇指叠放

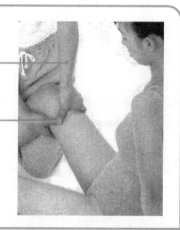

高尔夫球按摩法

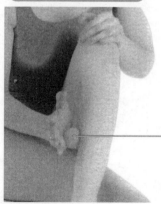

坐在地板上将膝盖屈曲，手心下放置一个高尔夫球，然后前后转动球体，当球转到想按摩的地方，垂直压下后轻转球体。

以同一方向画圆似地滚动。

单手摩擦法

单手摩擦小腿骨及小腿肚，能摩擦生热，促进血液循环。

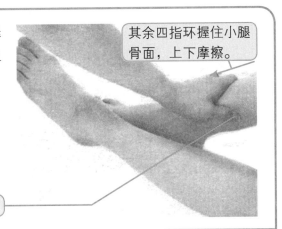

其余四指环握住小腿骨面，上下摩擦。

大拇指在小腿内侧。

六 腰肌推拿治疗急性腰扭伤

在剧烈运动或是猛然负重时，很容易造成腰部肌肉或筋膜扭伤，通过推拿消除腰背部的淤滞，使该处的瘀血消散，加快扭伤部位软组织的恢复。

◇治疗目的

舒筋活血，消除瘀肿，恢复扭伤软组织，止痛。

◇取 穴

腰阳关穴、大肠俞穴、肾俞穴、命门穴、委中穴、承山穴。

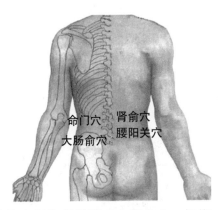

命门穴
大肠俞穴
肾俞穴
腰阳关穴

◇操作方法

▶ 揉按命门穴：揉按该穴位可以缓解肌肉痉挛。患者取站立位，双脚并拢，双膝伸直，一手叉腰，一手后伸将大拇指指端置于命门穴上，拇指按顺时针方向不离开穴位地进行画圈似的揉动，同时腰背保持挺直。左右手交替揉按5~10分钟。

▶ 小鱼际揉按法：推拿者用小鱼际或掌根着力，从患者的肩背部到腰骶部，从上至下地进行揉按，推揉顺序是先健康一侧，后疼痛一侧，边揉

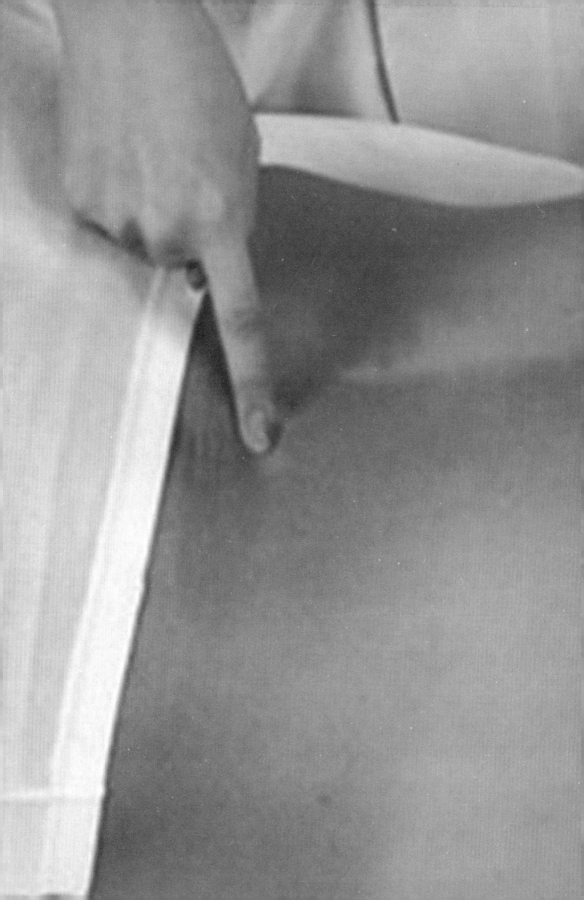

按边移动，反复做3～5次，以此达到舒筋通络，化瘀止痛的目的。

▶ 揉按结合法：患者仰卧，先将手心置于腹部轻轻按住，以顺时针的方向按画圈的方式滑动按摩3～5分钟。接着患者转为俯卧，按摩者双臂伸直，两手拇指与其余四指同时用力，借用身体的力量轻轻下压手掌，反复揉按2～4分钟。

▶ 肘按止痛法：以大肠俞穴为例，推拿时，患者使用俯卧位，推拿者将手肘放在第4腰椎棘突下的大肠俞穴位上，然后以全身的力量对着穴位画圈似地推揉，然后再慢慢往臀部方向推拿，能有效刺激疼痛点，使深处肌肉也能达到松弛的效果。

▶ 腰肌推拿法：下面四种推拿手法能有效地治疗腰扭伤所造成的肌肉、筋膜痉挛，化瘀活血，使受伤的软组织尽快修复。

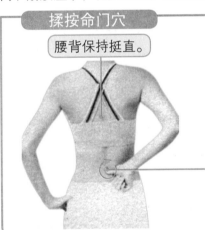

揉按命门穴

腰背保持挺直。

患者站立，一手叉腰，一手后伸将大拇指指端置于命门穴上，拇指按顺时针方向不离开穴位地进行画圈似的揉动。

以顺时针方向按揉。

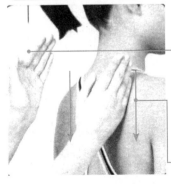

小鱼际揉按法

手掌伸直，用双手小鱼际着力揉按。

推拿者用小鱼际着力，从患者的肩背部到腰骶部进行揉按，边揉按边移动。

由上至下的揉按。

揉按结合法

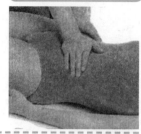

患者仰卧，按摩者双臂伸直，手心置于腹部，按画圈的方式以顺时针的方向滑动按摩。

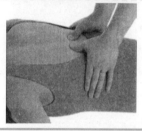

患者俯卧，按摩者的两手拇指与其余四指同时借用身体的力量轻轻下压手掌。

肘按止痛法

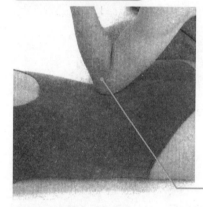

患者俯卧，推拿者将肘尖放在大肠俞穴上，然后以全身的力量对着穴位画圈似地推揉，然后再慢慢往臀部方向推拿。

画圈似地推揉。

七　疏通经络治疗慢性腰肌劳损

　　慢性腰肌劳损通常是因为人们腰部承受的压力过大，日积月累，就超出了腰部所能负担的范围而使腰部出现的酸痛无力，按摩推拿方法对此的治疗主要就是舒筋通络，缓解腰部压力。

◇治疗目的

舒筋活血，温经通络，舒缓压力。

◇取 穴

八髎穴、秩边穴、肾俞穴、大肠俞穴、五枢穴。

◇操作方法

▶ 掌拍法：患者俯卧趴在床上，推拿者站在患者身体一侧，双手伸直，以双手掌着力，一手拍下，另一手抬起，以这种一上一下的方式，交替进行拍打。拍打顺序是由上到下，由中间到两侧，力道掌握在皮肤被拍得微红即可。

▶ 掌抹法：患者俯卧趴在床上，双手交叠放在额头下方，推拿者站在患者身体一侧，用双手的掌心从上到下，从两侧向中间地进行抹擦，力道由浅变深，慢慢渗透。从肩部下抹到腰臀部为一次，反复进行，有利于腰背部肌群的放松。

▶ 摇腰法：摇腰法必须在各关节生理功能许可的范围内进行，不可用力过猛，否则就会造成腰扭伤，给腰部带来新的疼痛。使用该方法时，患者取坐位，推拿者用双腿夹住患者的一条腿，双手分别扶住其两肩，用力向左右旋转摇动。

▶ 指节叩击法：指节扣击法可以改善腰背部组织的不平衡状态，对缓解疼痛有很好的效果。患者自己进行时，双手伸到腰后，握拳突出中指关节，然后用中指关节处深而有力地叩击疼痛点，以此达到治疗劳损性腰痛的目的。

▶ 舒通经络法：对于慢性腰肌劳损的疼痛来说，最重要的解决方法就是舒通经络，消除腰部的超负荷压力，下面就是比较常用的方法。

掌拍法

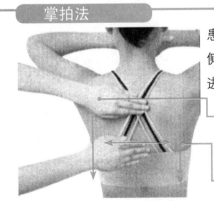

患者俯卧，推拿者站在患者身体一侧，双手伸直，以双手掌着力，交替进行拍打。

一手拍下，另一手抬起，一上一下的方式。

拍打顺序是从上到下，从中间向两侧。

掌抹法

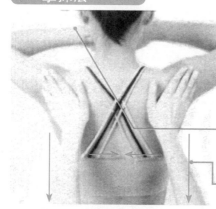

患者俯卧，推拿者站在患者身体一侧，用双手的掌心从上到下，从两侧向中间地进行摩擦。

双手交叠放于额下。

抹擦顺序是从上到下，从两侧向中间。

摇腰法

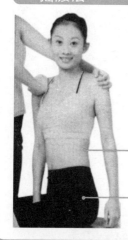

患者取坐位，推拿者用双腿夹住患者的一条腿，双手分别扶住其两肩，用力向左右旋转摇动。

腰背挺直，转腰时保持髋不动。

下肢保持稳定，不随着转动。

指节叩击法

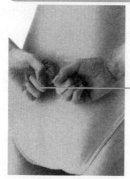

患者双手伸到腰后，握拳突出中指关节，用中指关节处深而有力地叩击疼痛点。

中指关节施力。

八 腰椎推拿治疗第3腰椎横突综合征

第3腰椎横突综合征就是我们经常所说的腰腿疼痛，主要是因为经络中气血受阻，流通不顺造成的，推拿对调节肌肉、疏通经络都有很好的疗效，所以对此病的治疗，主要就是针对第3腰椎横突及其附近的肌肉进行推拿。

◇治疗目的

疏通神经血管，促进血液循环，舒筋止痛。

◇取 穴

阿是穴、大肠俞穴、腰眼穴、八髎穴、委中穴。

◇操作方法

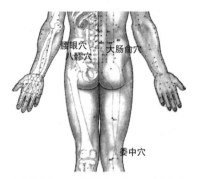

▶ 滚擦腰部：使用高尔夫球沿着第3腰椎两旁的肌肉来按摩背部。患者趴在床上，推拿者站在患者身体一侧，将高尔夫球置于掌心下，沿着患者腰椎一侧的肌肉由下到上地缓慢进行滚动，上下往返摩擦2～3分钟，另一侧以相同方法滚动。

▶ 敲按横突处：患者取站立位，上半身挺直，肩部后张，双臂屈肘后伸，双手握拳，以双拳指腹着力，对准第3腰椎横突处轻轻敲打。开始时力道要轻柔，然后慢慢加重，敲打过程中会伴随着酸胀感，所以要以自己能承受的力道进行敲打。

▶ 两指捏法：两指捏法具有舒筋通络、行气活血等作用，利用该方法对第3腰椎横突附近的肌肉进行放松，改善肌腱的挛缩。操作时，患者站立或俯卧，推拿者用拇指指腹和中指中节桡侧面相对用力，将肌肉提起，做一捏一放的动作。

▶ 滑擦腰背：患者取俯卧位，推拿者站在患者身体一侧，一手扶住患者腰部的健侧，另一手四指并拢向掌心弯曲，以小拇指关节桡侧面为着力点，手掌垂直于疼痛部位，然后上半身前倾，借助全身的力量使手来回滑动，擦抚疼痛点。

▶ 腰椎推拿法：腰椎推拿的目的是疏通经络、祛风散寒、活血止痛、放松肌肉、解除痉挛、润滑关节，以此达到治疗疼痛的目的。

滚擦腰部

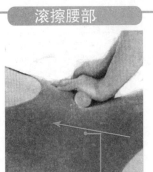

患者俯卧，全身放松，推拿者站在患者身体一侧，将高尔夫球置于掌心下，沿着患者腰椎一侧的肌肉缓慢滚动。

按由下到上的顺序滚动。

敲按横突处

患者站立，双臂屈肘后伸，双手握成拳，对准第3腰椎横突处轻轻敲打。

肩部后张。

上半身挺直。

双拳指腹着力。

两指捏法

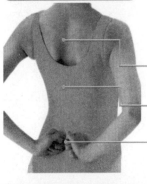

患者站立或俯卧，推拿者用拇指指腹和中指中节桡侧面相对用力，将肌肉提起，做一捏一放的动作。

拇指指腹。

中指中节桡侧面。

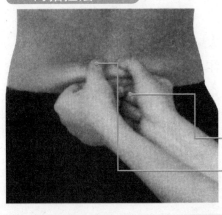

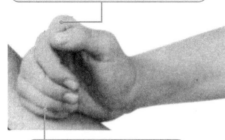

滑擦腰背

以小拇指关节桡侧面为着力点。

手四指并拢向掌心弯曲。

患者俯卧，推拿者站在患者一侧，一手扶住患者腰部的健侧，另一手掌垂直于疼痛部位，上半身前倾，借助全身的力量使手来回滑动，擦抚疼痛点。

九　椎间推拿治疗腰椎间盘突出症

临床医学证明，推拿疗法是治疗腰椎间盘突出症的第一方法，也是传统治疗方法之一，但在推拿时要注意根据患者病情发展的不同阶段，使用不同的推拿手法，以防阻碍病情的好转。

◇治疗目的

促进气血循环，拉宽椎间隙，减轻椎间压力。

◇取　穴

大肠俞穴、殷门穴、腰阳关穴、秩边穴。

◇操作方法

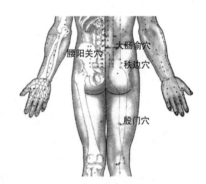

▶ 腰间推法：此方法用于腰椎间盘突出症的急性发作期，力道不能太重。患者俯卧，推拿者站在患者身体一侧，一手扶住患者的肩膀起固定作用，另一只手手臂伸直，用手掌根作用于疼痛部位，向上推力，轻轻推按疼痛的腰椎周围。

▶ 肘压法：此法适用于腰3、腰4节段的椎间盘突出患者。患者俯卧，推拿者位于患者一侧，一手臂屈肘，将肘尖放在患者腰3节段以上的位置，手臂上部垂直于患者的腰部，推拿者上身微倾，以适当的力量用肘尖按压疼痛部位。

▶ **腰椎推拿**：患者取俯卧位，全身放松，用枕头分别垫在其胸部和骨盆下，推拿者双手叠加，用手掌心按压患者的腰椎部位，此时患者处于憋气状态，然后患者换气放松，反复进行5～10次。该方法用于腰椎间盘突出症患者的治疗期。

▶ **指揉法**：本方法轻柔缓和，刺激量小，适用于腰椎间盘突出症患者的缓解期，具有活血化瘀、舒筋活络、缓解痉挛等作用。患者站立，用拇指或食指、中指的指端或螺纹面垂直向疼痛部位进行按压，力道控制在可以承受的范围内。

▶ **椎间推拿法**：椎间推拿的手法具有一定的针对性，它要根据患者疼痛部位和肌肉紧张的范围及程度选择不同的手法，患者在使用时要多加选择。

腰间推法

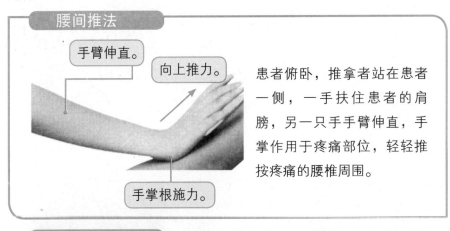

手臂伸直。

向上推力。

手掌根施力。

患者俯卧，推拿者站在患者一侧，一手扶住患者的肩膀，另一只手手臂伸直，手掌作用于疼痛部位，轻轻推按疼痛的腰椎周围。

肘压法

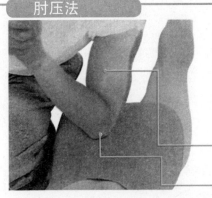

患者俯卧，推拿者位于患者一侧，一手臂屈肘，推拿者上身微倾，以适当的力量用肘尖按压疼痛部位。

将肘尖放在患者腰3节段以上的位置。

手臂上部垂直于患者的腰部。

腰椎推拿

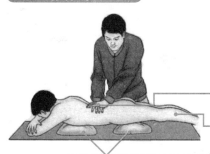

患者俯卧，推拿者用手掌心按压患者的腰椎部位，此时患者处于憋气状态。

> 双手叠加，向下施加压力。

> 保持双腿伸直。

> 用两个枕头分别垫在患者胸部和骨盆下面。

指揉法

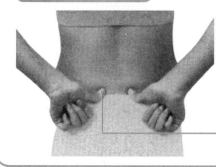

患者站立，用拇指或食指、中指的指端或螺纹面垂直向疼痛部位进行按压即可。

> 用指端或螺纹面垂直按压。

 脊椎推拿治疗腰椎骨质增生症

腰椎骨质增生症在中年人和老年人中比较常见，这是因为人体脊柱随着年龄的增长进行自我调节，在腰部受到扭伤、身体受冷等情况下就会导致腰椎骨质增生，推拿疗法使用的同时配以中药，会使治疗效果更佳。

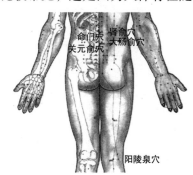

◇ **治疗目的**

疏通经脉，舒筋活血，调整脊椎。

◇ **取　穴**

肾俞穴、命门穴、关元俞穴、阳陵泉穴。

◇操作方法

▶ **手掌按压法**：患者俯卧趴在床上，推拿者站立在患者身体一侧，双臂伸直，双手掌握住患者腰际两侧，大拇指在上，双掌根着力于疼痛区域，然后上半身前倾，施加全身的力量于掌根进行按压，力道根据患者的承受能力来调整。

▶ **点按阳陵泉穴**：阳陵泉穴位于人体膝盖斜下方，小腿外侧之腓骨小头稍前凹陷中，按压该穴，对腰腿疼痛有很好的改善作用。患者采用坐姿，右手包裹住小腿上部、膝盖下方，大拇指对准穴位，其余四指托住小腿肚，用拇指指腹垂直揉按。

▶ **三指拿捏法**：使用该方法时，患者取俯卧位，推拿者双手用拇指指面顶住患者腰背部的皮肤，然后用食指和中指在前按压，三指同时用力提拿肌肤，双手交替向前移动，以此能消除肌肉痉挛，缓解疼痛。

▶ **腰椎推拿法**：患者俯卧，双腿伸直，使腰椎伸展。推拿者站在患者身体一侧，一手放在患者疼痛侧的大腿根部，将腿部抬起，另一只手按在患者疼痛的腰椎处，在抬起大腿的同时，按压腰椎，反复施力，左右腿交替进行，不可用力过度。

▶ **脊椎推拿法**：增生的骨质刺激腰椎周围的软组织，会出现压迫神经、水肿等现象，脊椎推拿主要就是缓解由此造成的疼痛症状。

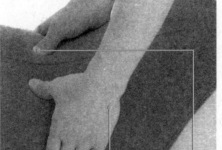

手掌按压法

患者俯卧，推拿者站在患者一侧，双臂伸直，双手掌握住患者腰际两侧，上半身前倾，施加全身的力量于掌根进行按压。

大拇指在上。

双掌根着力于疼痛区域。

点按阳陵泉穴

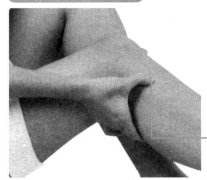

患者采用坐姿，右手包裹住小腿上部、膝盖下方，用拇指指腹垂直揉按，按压顺序是先左腿后右腿。

大拇指对准穴位，其余四指托住小腿肚。

三指拿捏法

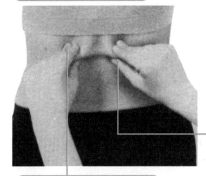

患者取俯卧位，推拿者双手用拇指指面顶住患者腰背部的皮肤，然后用食指和中指在前按压，三指同时用力提拿肌肤。

拇指指面顶住下部皮肤

食指和中指在前按压。

腰椎推拿法

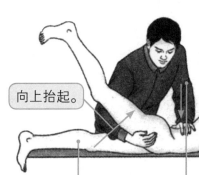

患者俯卧，推拿者站在患者身体一侧，一手放在患者疼痛侧的大腿根部，另一只手按在疼痛的腰椎处，抬起大腿的同时按压腰椎。

向上抬起。

双腿伸直，使腰椎伸展。

向下按压。

十一　腰脊推拿治疗腰椎椎管狭窄症

对于腰椎椎管狭窄症患者来说，腰脊推拿疗法主要是用来舒筋活血、祛瘀止痛，只适用于轻度椎管狭窄，而且在使用的时候更要注意手法要温和，不能力道过大，否则会加重原本轻度的损伤，造成更严重的疼痛。

◇治疗目的

疏通经脉，舒筋活血，松解黏连。

◇取　穴

五枢穴、殷门穴、足三里穴、委中穴、承山穴、次髎穴、昆仑穴。

◇操作方法

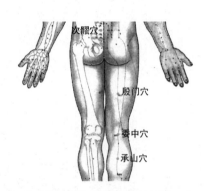

▶掌按揉法：此方法主要用于与腰痛有关的穴位点，这里以五枢穴为例。患者可取站立或仰卧位，左手手掌心按住穴位处，右手叠于左手手背上，然后以顺时针方向轻轻按揉。如果不方便掌按时，也可以使用拇指按压的方法。

▶笔点足三里穴：足三里穴对缓解腰部疼痛有很好的疗效，可以借助笔来刺激穴位，采用坐姿，手握住笔的前端，这样会比较好施力，力道也较集中。用笔的前端对着穴位点进行刺激点压，可以稍稍用力，但不要伤到皮肤。

▶对抗牵引法：使用该方法时需要在两个人的帮助下进行，其中一人慢慢将患者背在背上，以腰骶部抵住患者的第4、第5腰椎处，然后另一人将患者的两下肢向下牵引，前者慢慢弯腰，使患者脊椎过伸，2～3分钟后恢复原位。

▶指揉委中穴：患者采取站立姿势，双膝伸直，上半身向前方下弯，左手手臂伸直，用左手食指指端按在委中穴上，沿顺时针方向用力按揉。注意指揉侧的腿保持伸直，不要弯曲，按揉5～10分钟。指揉此穴能舒筋活血，减轻疼痛。

▶腰脊推拿法：腰椎椎管狭窄症的出现跟骨质增生、腰部扭伤、骨节移位等原因有关，利用推拿的方法可以修复移位滑脱的骨节，舒经活络，

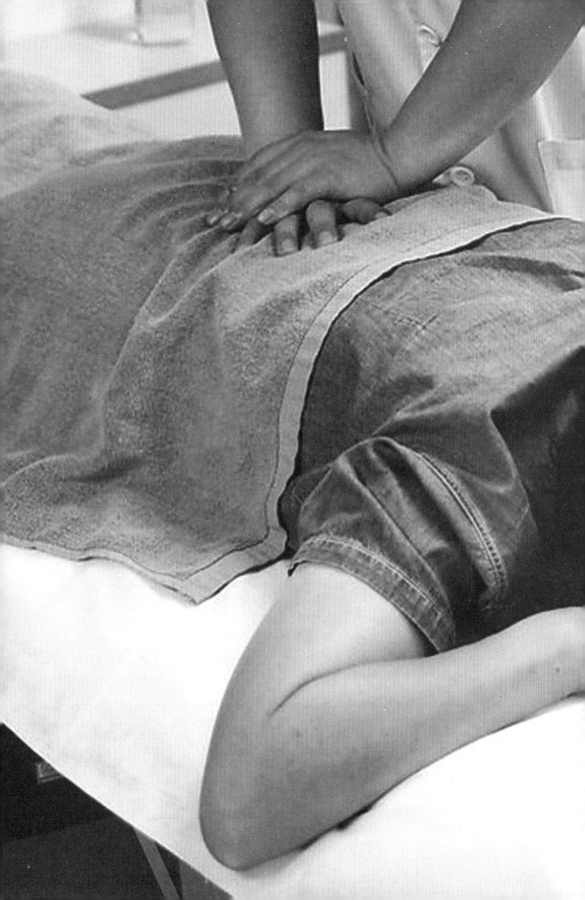

有效缓解疼痛。

掌按揉法

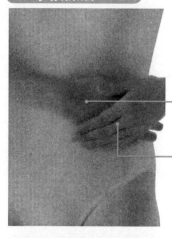

患者可站立，左手手掌心按住穴位处，右手叠于左手手背上，然后以顺时针方向轻轻按揉。

双手叠加。

沿着顺时针方向按压。

笔点足三里穴

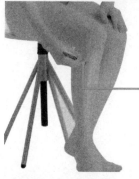

采用坐姿，手握住笔的前端，对着穴位点进行刺激点压。

不要伤到皮肤。

对抗牵引法

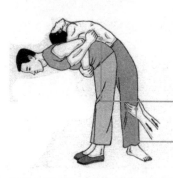

该方法要在两个人的帮助下进行，其中一人将患者背起，以腰骶部抵住患者的腰部，然后弯腰，另一人将患者下肢向下牵引，使患者脊椎过伸。

抵住第4、第5腰椎。

握住患者小腿向下施力。

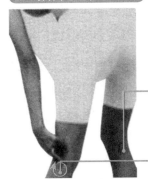

指揉委中穴

患者站立，上半身向前方下弯，左手手臂伸直，左手食指指端按在委中穴上，沿顺时针方向用力按揉。

右膝弯曲。

左膝伸直，食指以顺时针方向按揉。

十二　腰部整复治疗腰椎间盘脱出症

腰椎中如果椎体移位就会引起腰椎间盘脱出，压迫马尾神经，这些都会引起腰部的疼痛，严重时还会造成身体局部或全身瘫痪。腰部整复就是通过调整局部的气血，使血液循环流畅，并整复滑脱的骨节，达到治疗的目的。

◇**治疗目的**

舒缓肌肉痉挛，促进血液循环，整复腰椎滑脱。

◇**取　穴**

五枢穴、肾俞穴、风市穴、次髎穴、腰眼穴。

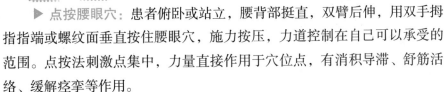

肾俞穴

腰眼穴

次髎穴

◇**操作方法**

▶ 点按腰眼穴：患者俯卧或站立，腰背部挺直，双臂后伸，用双手拇指指端或螺纹面垂直按住腰眼穴，施力按压，力道控制在自己可以承受的范围。点按法刺激点集中，力量直接作用于穴位点，有消积导滞、舒筋活络、缓解痉挛等作用。

▶ 摇髋理筋法：患者仰卧，双臂在身体两侧自然伸直，然后双膝、双髋屈曲约90°。推拿者一手托住患者足跟，另一手扶住膝部固定膝关节屈曲，然后围绕髋关节让下肢环转摇动，促使错位的关节复位，可反复做

5～8次。

▶ 指压风市穴：风市穴在人体大腿外侧的中线上，当腘横纹上7寸，长期按摩对腰重有特殊疗效。患者俯卧，推拿者用双手扣紧患者的大腿，两手大拇指对准穴位，伸直手臂慢慢地施加全身的力道于大拇指，以患者能接受的力道做指压。

▶ 推揉腰肌法：该方法能调整局部气血，促进血液循环，缓解疼痛。患者俯卧，全身放松，双腿伸直，双臂置于身体两侧，推拿者横跨在患者身体上方，双臂伸直，上身前倾，用两手手掌从下到上地推揉腰部的肌肉，重复10～20次。

▶ 腰部整复法：腰部整复法是适当的使用穴位按压、腰椎推拿方法，运用此法的时候一定要注意力道的控制，否则就会对腰部造成更严重的损伤。

点按腰眼穴

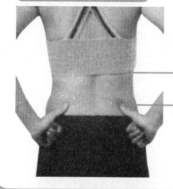

患者站立，双臂后伸，用双手拇指指端或螺纹面垂直按住腰眼穴，施力按压。

腰背部挺直。

双手拇指施力。

摇髋理筋法

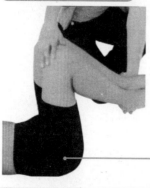

推拿者一手托住患者足跟，另一手扶住膝部固定膝关节屈曲，然后围绕髋关节让下肢环转摇动。

围绕髋关节让下肢环转摇动。

指压风市穴

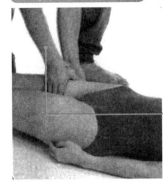

患者俯卧，推拿者用双手扣紧患者的大腿，两手的大拇指对准穴位按压。

伸直手臂施加全身的力道。

推揉腰肌法

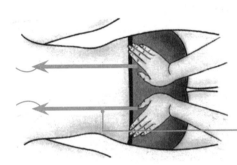

患者俯卧，推拿者横跨在患者身体上方，用两手手掌从下到上地推揉腰部的肌肉。

按从下到上的顺序推揉。

十三 关节推拿治疗腰椎骨关节病

老年人容易患上腰椎骨关节病，这主要是因为骨关节会随着年龄的增长发生变化，所能承受的压力降低，再加上骨质增生、韧带松弛等原因，都会促使腰椎骨关节病的形成。关节伸展法主要是调节骶髂关节，缓解疼痛。

◇**治疗目的**

放松腰臀部肌肉，调整错位的骶髂关节。

◇**取　穴**

环跳穴、次髎穴。

◇**操作方法**

▶ 掌摩腰臀法：骶髂关节的损伤

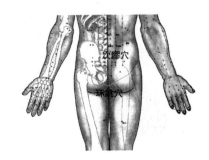

次髎穴

环跳穴

大多会同时带有腰臀部软组织的损伤，所以对其软组织的治疗也是治疗此病的方法之一。患者俯卧，双臂枕于头下，推拿者站在患者身体一侧，将一手手掌放在患者腰臀部疼痛区域，做有节律的环形摩动。

▶ **指压环跳穴**：患者俯卧或站立，双臂后伸，用双手拇指指端或螺纹面垂直按住环跳穴，施力按压，力道控制在自己可以承受的范围内。本方法刺激点集中，力量拿捏方便，具有消积导滞、活血化瘀、消肿止痛、舒筋活络、缓解痉挛等作用。

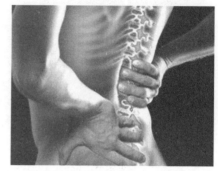

▶ **复位屈曲法**：该方法用于腰椎不稳定、骨质增生、移位综合征患者。患者仰卧，推拿者站在患者身旁，用一只手握住患者单只脚踝，另一只手放在患者微屈的单膝关节上，使患者抬起的单腿向推拿者站立的方向旋转，重复10～20次。

▶ **屈曲加压法**：上述动作无不良反应者继续此动作。患者仰卧，抬起健侧的腿屈曲髋关节和膝关节。推拿者用一只手扶住患者抬高腿的踝关节，另一只手扶住患者的膝关节并旋转，然后用力按压膝关节后立即放松，反复10～20次。

▶ **关节推拿法**：本方法主要就是通过对腰椎骨关节的伸展、推拿，调整错位或受到损伤的关节及其周围的肌肉和韧带，治疗疼痛。

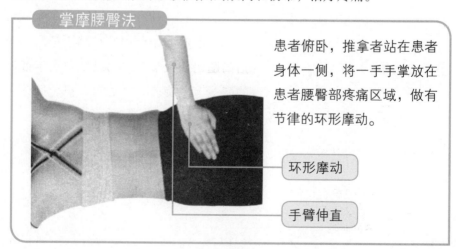

掌摩腰臀法

患者俯卧，推拿者站在患者身体一侧，将一手手掌放在患者腰臀部疼痛区域，做有节律的环形摩动。

环形摩动

手臂伸直

指压环跳穴

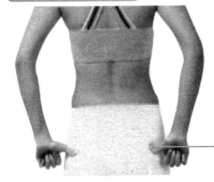

患者站立，双臂后伸，用双手拇指指端或螺纹面垂直按住环跳穴，施力按压。

拇指指端按压

复位屈曲法

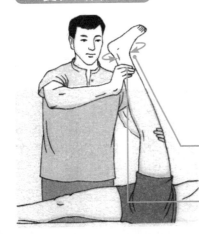

患者仰卧，推拿者用一只手握住患者单只脚踝，另一只手放在患者微屈的单膝关节上，使单腿向推拿者站立的方向旋转。

向此方向旋转

握住脚踝起固定作用

屈曲加压法

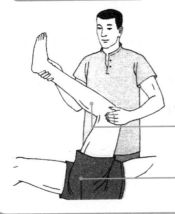

患者仰卧，推拿者用一只手扶住患者抬高腿的踝关节，另一只手扶住患者的膝关节并旋转，然后用力按压膝关节后立即放松。

抬起腰椎健侧的腿，膝关节微屈

屈曲髋关节90°

十四　肌肉揉按治疗棘上韧带损伤

棘上韧带损伤在很大程度上是由于突然负重扭伤腰部，或长时间弯腰使腰部负担加重造成的，当棘突从韧带上撕裂或脱离的时候就会出现腰部以及下肢的疼痛酸软，以揉按为主的按摩方法可以有效地缓解此病症。

◇治疗目的

疏经活血，祛瘀止痛。

◇取　穴

命门穴、委中穴、腰阳关穴、腰
眼穴。

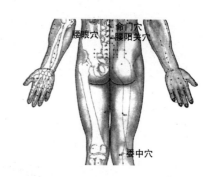

◇操作方法

▶ **掌击法**：通过对腰背部的轻轻
敲击，刺激棘上韧带，活血化瘀。患
者可站立或取俯卧位，推拿者双手手
指自然松开，双臂伸直，用掌根部进行击打，掌击顺序是由上到下，由肩部到背部，每个部位击打到皮肤发热为止。

▶ **揉按法**：患者取俯卧位，推拿者双臂伸直，一手扶住患者的肩部起固定作用，一手手指并拢，用手掌在腰背部疼痛部位进行轻缓地揉按，先揉按疼痛点周围的区域，等肌肉放松后再直接揉按疼痛处，可镇静止痛、放松肌肉。

▶ **按压委中穴**：委中穴位于膝盖里侧中央，横纹中点，当股二头肌腱与半腱肌肌腱的中间，按压此穴对腰痛不能转侧有良好疗效。指压时，将脚部垫高，上半身下弯，用双手扣住膝盖，以左右大拇指来刺激，持续指压到肌肉舒展开来为止。

▶ **韧带伸展法**：患者俯卧，头转向一侧，双上肢放在身体前侧。推拿者跨在患者身体两旁，双手掌根部放在疼痛腰椎节段的两侧，双手对称地对腰椎疼痛部位柔和地以压力，进行按压，随后立即松开，每次加压时较前次力度逐渐增加。

▶ **肌肉揉按法**：揉按轻擦的方法对缓解肌肉僵硬、温通经络有很好的疗效，能有效增强腰背部肌肉和筋膜的韧度，缓解疼痛的同时也能预防韧带的损伤。

掌击法

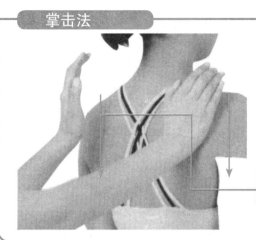

患者站立，推拿者双手手指自然松开，双臂伸直，用掌根部进行击打，击打到皮肤发热为止。

> 掌击顺序是由上到下，由肩部到背部。

揉按法

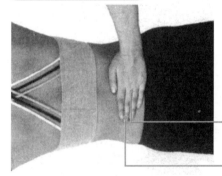

患者俯卧，推拿者双臂伸直，一手扶住患者的肩部，用另一手的手掌在腰背部疼痛部位进行轻缓地揉按。

> 揉按顺序是先疼痛点周围的区域，再疼痛处。

> 手指并拢。

按压委中穴

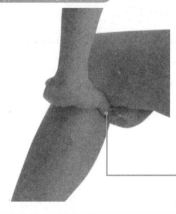

自己指压委中穴位时，用双手扣住膝盖，以左右大拇指来刺激，持续指压到肌肉舒展开来为止。

> 两手大拇指叠加。

韧带伸展法

双手对称地施力

头转向一侧，双上肢放在身体前侧

上身前倾

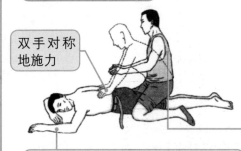

患者俯卧，推拿者跨在患者身体两旁，双手掌根部放在疼痛腰椎的两侧，柔和地施以压力，进行按压。

十五　韧带松弛治疗棘间韧带损伤

棘间韧带损伤有急性和慢性之分，通常情况下，急性多是因为腰部突然承受重力或暴力所造成的，这种情况下并不适合使用推拿按摩疗法，所以这里介绍的手法主要适用于慢性棘间韧带损伤的患者。

◇治疗目的

舒缓紧张的肌肉，改善腰背部的血液循环，修复韧带损伤。

◇取　穴

阿是穴、委中穴、肾俞穴、腰阳关穴。

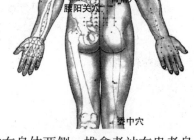

阿是穴　肾俞穴　腰阳关穴

委中穴

◇操作方法

▶ 棘间按摩法：患者俯卧，双上肢放在身体两侧。推拿者站在患者身旁，一只手手掌根部放在疼痛部位，另一只手掌压在该手掌之上，上身前倾，双臂伸直，双手掌缓慢向腰椎一侧施压。本法适用于医生，患者在家使用时要注意力道，遵循医嘱。

▶ 掌擦韧带法：患者取俯卧位，全身放松，推拿者置于患者身体一侧，双臂伸直，双掌放在腰背部疼痛区域，拇指按住一点起固定作用，掌心微抬起，然后四指左右滑动，轻擦疼痛部位，直至皮肤发热，以放松腰背部的棘间韧带。

▶ 点揉肾俞穴：患者俯卧，推拿者横跨在患者身体上方，双臂伸直，

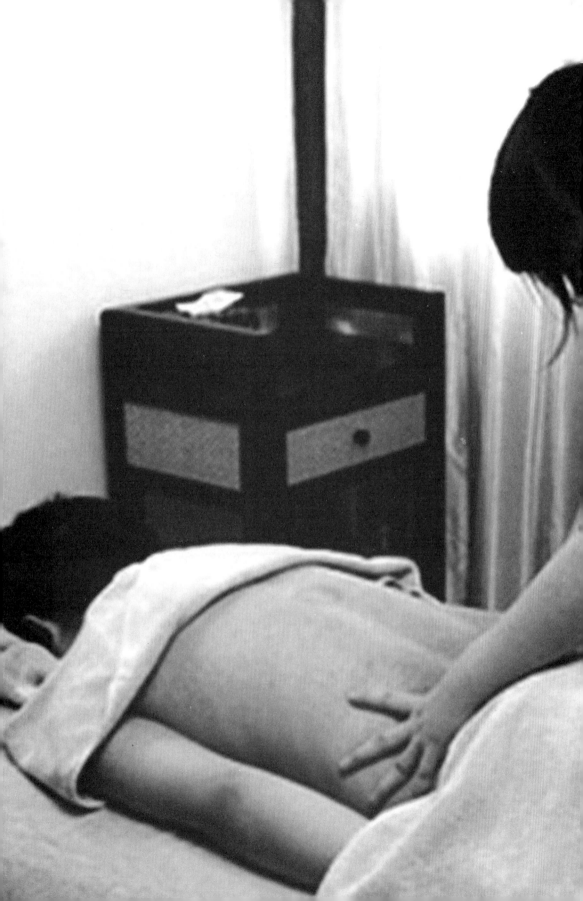

用双手大拇指的指端放在肾俞穴上，推拿者上半身前倾，施加全身的力量于指端，用力点按该穴位，力道控制在有点疼但很舒服的状态，以松弛腰部紧绷的肌肉和韧带。

▶ 指揉腰阳关：患者取站立位，双脚并拢，双膝伸直，一手叉腰，一手后伸将大拇指指腹置于腰阳关穴上，拇指按顺时针方向不离开穴位的进行画圈似地揉动，同时腰背保持挺直。左右手可交替进行，反复指揉5分钟左右。

▶ 韧带松弛法：对于棘间韧带损伤最好的治疗方法就是对韧带进行松弛，这样不仅能增强韧带的韧性，也能缓解疼痛。

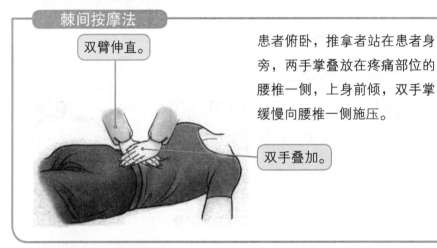

棘间按摩法

双臂伸直。

患者俯卧，推拿者站在患者身旁，两手掌叠放在疼痛部位的腰椎一侧，上身前倾，双手掌缓慢向腰椎一侧施压。

双手叠加。

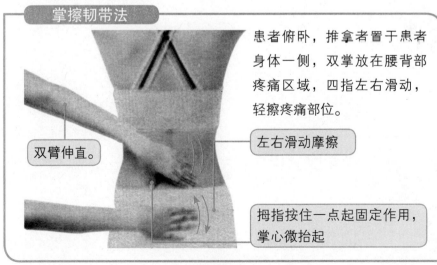

掌擦韧带法

双臂伸直。

患者俯卧，推拿者置于患者身体一侧，双掌放在腰背部疼痛区域，四指左右滑动，轻擦疼痛部位。

左右滑动摩擦

拇指按住一点起固定作用，掌心微抬起

点揉肾俞穴

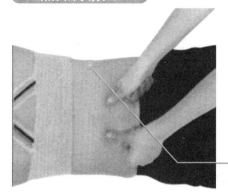

患者俯卧，推拿者用双手大拇指的指端置于肾俞穴，上半身前倾，施加全身的力量于指端，用力点按该穴位。

患者保持腰背部伸直。

指揉腰阳关

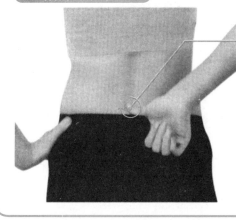

顺时针画圈。

患者站立，一手叉腰，一手后伸将大拇指指腹置于腰阳关穴上，拇指按顺时针方向不离开穴位地进行画圈似的揉动。

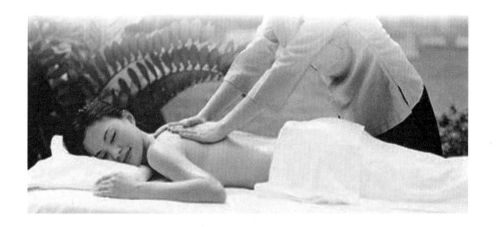

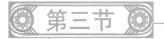

第三节
拔罐疗法介绍

中医认为，拔罐之所以可以祛病强身，是因为拔罐可以调节人体功能使之正常运行，中医认为拔罐疗法是通过平衡阴阳、疏通经络气血、祛湿散寒和拔毒排脓来发挥作用，达到减轻病症的目的。

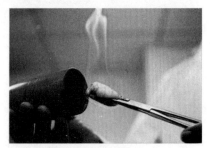

拔罐疗法，又称"火罐气""吸筒疗法"等，但主要是一种以杯罐作工具，借助热力排去其中的空气以产生负压，使其吸着于穴位皮肤或者患处，通过吸拔和温热刺激等，造成人体局部发生瘀血现象的一种治疗方法。

一 拔罐前的准备工作

◇罐具的选择

为了适应不同的病疾和治疗方法，有众多不同种类的罐具，主要有竹罐、陶罐、玻璃罐、橡胶罐和抽气罐，患者可根据自己的病症选择其一。

◇辅助的材料

在拔罐治疗中，除根据病情选用所需的罐具外，还需要燃料、针具、润滑剂、消毒用品、治疗烫伤的药物等一些其他的辅助材料。

◇常用的体位

选择体位的原则是便于拔罐施治，患者能够比较舒适，以长久保持这种姿势，一般主要有仰卧位、侧卧位、俯卧位和俯伏位，患者在治疗期间最好不要轻易变动体位，如果非要变动，那么操作者应扶稳火罐，帮助患者。

二　拔罐疗法的不适用人群及部位

①精神病、水肿病、心力衰竭、活动性肺结核等病症患者；

②患急性骨关节软组织损伤者及关节肿胀或重水肿者；

③皮肤溃烂者、严重过敏者、传染性皮肤病者以及皮肤肿瘤患者；

④有出血倾向性疾病的患者，以及颈部和其他体表有大血管经过的部位；

⑤眼、耳、乳头、前后阴、心脏搏动处、毛发过多及骨骼凹凸不平的部位；

⑥妇女在经期、妊娠期中的腰部、腹部、乳房等部位；

⑦70岁以上的老人和7岁以下的儿童，不宜采用重手法拔罐。

◇拔罐疗法的分类

拔罐疗法经过数千年的演变，已经发展得非常丰富。按照不同的角度和方法，拔罐疗法可以被分成如下几大类：

◇拔罐的分类

◎ 按拔罐的形式分类 ◎

▶ 单罐法：即单罐独用，主要用于病变范围较小的部位和压痛点。

▶ 多罐法：即多罐并用，主要用于病变范围比较广泛的疾病。

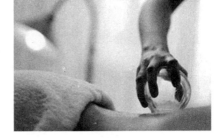

单罐法

▶ 闪罐法：这是指在吸拔火罐后即刻取下，然后再反复吸拔多次的方法。

▶ 走罐法：是指吸拔后在皮肤表面来回推拉的方法。

◎ 按排气方法分类 ◎

▶ 火罐法：即利用火力燃烧排去空气，以产生吸拔力的方法。

▶ 水罐法：即利用水蒸气的热气排去空气，以产生吸拔力的方法。

▶ 抽气罐法：即利用针管抽出空气，以产生吸拔力的方法。

▶ 挤压罐法：即用手挤压橡胶球排除空气，以产生吸拔力的方法。

◎ **按综合治疗方法分类** ◎

▶ 温水罐法：即先在罐内注入一定量的温水后再吸拔火罐的方法。

▶ 针罐法：即先在穴位或病变部位上进行针刺，然后再吸拔火罐的方法。

▶ 药罐法：即先用药水煮火罐或在罐内储存药液，然后再吸拔火罐的一种方法。

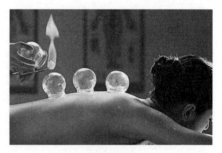

刺络罐法

▶ 刺络罐法：即先用三棱针、皮肤针等针刺穴位使之出血后再拔罐的一种方法。

三　刺络罐法治疗急性腰扭伤

急性腰扭伤是腰部肌肉、筋膜、韧带等软组织因外力作用突然受到过度牵拉而引起的急性撕裂伤，常发生于搬抬重物、腰部肌肉强力收缩时。急性腰扭伤可使腰骶部肌肉的附着点、骨膜、筋膜和韧带等组织撕裂。

◇ 诊　断

患病前，患者曾搬抬重物，有的患者甚至能听到清脆的响声。轻者尚能工作，但休息后或次日疼痛加重，甚至不能起床；伤重者疼痛剧烈，当即不能活动。检查时见患者腰部僵硬，腰前凸消失，有脊柱侧弯及骶棘肌痉挛等症状。

◇ 选穴与治疗方法

刺络罐法①

▶ 所选穴位：命门穴、肾俞穴、阿是穴

▶ 治疗方法：让患者取俯卧位，取上述穴位和腰部疼痛点，在对穴位皮肤进行常规消毒后，先用三棱针对穴位进行点刺，随后即用闪火法将火罐吸拔在穴位上，留罐5～10分钟。每日1次或者两日1次。

刺络罐法②

▶ 所选穴位：腰阳关穴、委中穴、阿是穴。

▶ 治疗方法：让患者取俯卧位，在对上述穴位和疼痛点进行常规消毒后，先用三棱针在穴位上进行点刺，随后再用闪火法将罐具吸拔在穴位上，留罐15～20分钟。每日1次或者两日1次。

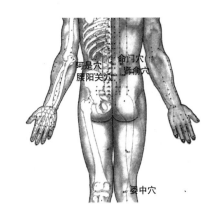

刺络罐法③

▶ 所选穴位：肾俞穴。

▶ 治疗方法：患者取坐位，对穴位皮肤进行消毒，先用双手从穴位周边向中央挤压，以使血液集中在针刺的部位。然后捏紧穴位皮肤，将三棱针迅速刺入穴位，出针后用闪火法将大号火罐吸拔在点刺穴位上，留罐20～30分钟，以出血5～10毫升为度。起罐后，用棉球擦净皮肤。

◇刺络拔罐方法

在刺络罐法中主要是先使用三棱针刺激穴位，然后再使用闪火法吸拔点刺穴位进行治疗，下面是闪火法的方法。

闪火法

闪火法是借助火焰燃烧时产生的热力，排去罐内空气产生负压而吸着于皮肤上，此方法因罐内没有燃烧物，所以适用于各种体位。

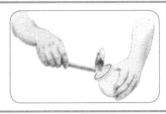

第一步　用镊子夹着燃烧的酒精棉球，伸进罐内旋转片刻，然后迅速抽出，并立即将罐扣在应拔的部位上。

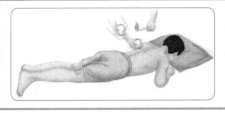

第二步　罐具吸拔在应拔部位后随即取下，反复操作直到皮肤潮红时为止。

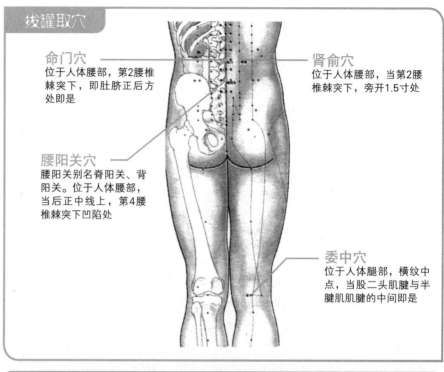

拔罐取穴

命门穴
位于人体腰部，第2腰椎棘突下，即肚脐正后方处即是

肾俞穴
位于人体腰部，当第2腰椎棘突下，旁开1.5寸处

腰阳关穴
腰阳关别名脊阳关、背阳关。位于人体腰部，当后正中线上，第4腰椎棘突下凹陷处

委中穴
位于人体腿部，横纹中点，当股二头肌腱与半腱肌肌腱的中间即是

四 针罐法治疗坐骨神经痛

坐骨神经痛，是指坐骨神经通路及其分布区域内的疼痛，是一种常见的周围神经疾病。根据病因可以分为根性坐骨神经痛和干性坐骨神经痛两种，多由腰椎间盘突出、脊椎肿瘤等脊椎病变或坐骨神经炎等引起，发病较急。

◇诊 断

①**站立时**：身体略向健康一侧倾斜，患病侧的下肢在髋、膝关节处微屈而足跟不着地。睡时，向健侧侧卧，病侧下肢髋、膝关节处呈微屈姿势。

②**肌肉情况**：患病一侧常有轻度的肌肉张力减弱，严重患者可有肌肉消瘦、肌肉弛软，并有压痛现象，以腓肠肌最为明显。

③**疼痛**：一般多由臀部或髋部开始，向下沿大腿后侧、腘窝、小腿外侧向足背外侧扩散。疼痛常在咳嗽、用力、弯腰、震动时加剧。

◇选穴与治疗方法

留针罐法①

▶ **所选穴位**：气海俞穴、环跳穴、殷门穴、关元俞穴、秩边穴、居髎穴。

▶治疗方法：让患者取卧位，在对穴位皮肤进行消毒后，首先用毫针刺入穴位中，然后用火罐吸拔在穴位上，留针并留罐10分钟。

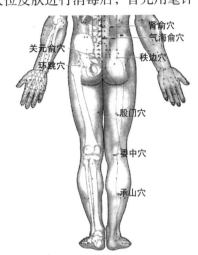

留针罐法②

▶所选穴位：关元俞穴、环跳穴、殷门穴、秩边穴

▶治疗方法：让患者取俯卧位，在对穴位进行常规消毒后，首先用毫针刺入穴位中，针刺得气后，在穴位上留针，然后用火罐吸拔在穴位上10～15分钟，起罐后继续留针15分钟，每日1次，6次为1疗程。

不留针罐法

▶所选穴位：肾俞穴、腰阳关穴、环跳穴、委中穴、承山穴

▶治疗方法让患者取俯卧位，首先对穴位皮肤进行消毒，然后用毫针刺入穴位中，拔针后用火罐吸拔穴位15分钟。

◇针罐拔罐方法

针罐法是针刺与拔罐相结合的综合方法，分为两类：留针拔罐法和不留针拔罐法。此法多用于治疗时体位变动不大以及局部病痛而又病程较长的患者。

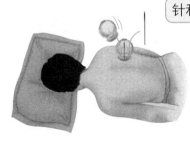

留针罐法

针和罐同时留在穴位上

先选定穴位，并对其进行针刺，然后不出针在其上拔罐，多用于治疗时体位变动不大以及局部病痛而又病程较长的患者。

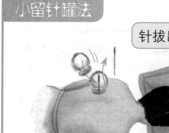

小留针罐法

针拔出再下罐

对穴位进行针刺后就立即出针，或者暂时不出针，但须至出针后，才在该部位拔罐。

拔罐取穴

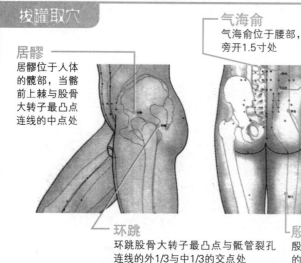

居髎
居髎位于人体的髋部，当髂前上棘与股骨大转子最凸点连线的中点处

气海俞
气海俞位于腰部，当第3腰椎棘突下，旁开1.5寸处

关元俞
位于身体骶部，当第5腰椎棘突下，左右旁开2指宽处即是

秩边
该穴位于人体的臀部，平第4骶后孔，骶正中嵴旁开3寸

环跳
环跳股骨大转子最凸点与骶管裂孔连线的外1/3与中1/3的交点处

殷门
殷门大腿后面，当承扶与委中的连线上，承扶下6寸处即是

  水罐火罐治疗女性腰痛

　　女性为阴体，体质偏冷，再加上女性所特有的月经、怀孕、哺乳等生理特征和慢性盆腔炎等病症都是导致腰痛的原因，所以对于女性而言，腰痛病出现的概率比较大。

◇**诊　断**

①下腹部胀痛、腰酸。常在劳累、性交、经期前后加剧。

②腰部冷痛，酸软无力。

③月经不调，痛经。

④腰骶疼痛，白带增多，小腹坠疼。

◇**选穴与治疗方法**

水罐法

▶ **所选穴位**：肾俞穴、腰眼穴、腰阳关、八髎穴、关元穴、曲骨穴、气海穴、归来穴、三阴交穴、足三里穴。

▶ **治疗方法**：让患者取侧卧位并露出腰骶部。随后施罐者使用沸水煮过并处理好的罐具，迅速将罐吸拔在各穴位上，一般都是先拔左侧再拔右

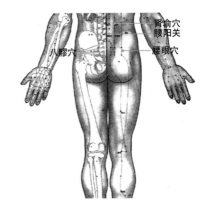

侧。等罐拔好后让患者身体改为俯卧位，留罐15分钟，其中要注意在留罐约3分钟时，水罐内会有小水泡连续上冒，这是正常现象。起罐后，采用上面同样的方法吸拔腹部各穴位并也留罐15分钟。每日1次，10次为1疗程。

火罐法

▶ **所选穴位**：肾俞穴、腰眼穴、腰阳关、八髎穴、关元穴、曲骨穴、气海穴、归来穴、三阴交穴、足三里穴。

▶ **治疗方法**：让患者取一定适宜体位，首先对穴位皮肤进行常规消毒，一般情况下，每次只选择2～4个穴位拔罐，然后用三棱针先在所选穴位上挑刺至出血，随后用闪火法立即将火罐吸拔在挑刺的穴位上，最后在

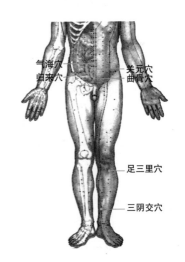

其他穴位上再施以单纯火罐法，留罐10～15分钟。这样的治疗每周1～2次，挑刺治疗完每个穴位为1疗程，在2个疗程之间间隔10日再做。

◇**水罐拔罐方法**

　　用火可以排气，用水也同样可以排气，火罐法大家可以参考前面刺络罐法中的闪火法，这里给大家介绍一下水罐法。

水煮罐法

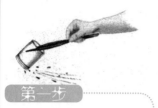

第一步

罐具在沸水中煮2～3分钟后，用镊子将罐具取出。

第二步

毛巾折叠紧捂罐口，吸去水液保持罐内热度，防止空气进入。

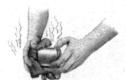

第三步

乘热将罐具扣在皮肤上，即能吸住。

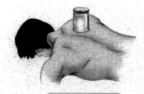

拔罐取穴

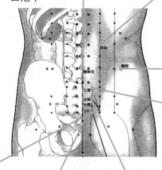

腰阳关

原名阳关，近称腰阳关，别名脊阳关、背阳关，位于腰部，当后正中线上，第4腰椎棘突下凹陷中

肾俞

位于腰部，当第2腰椎棘突下，旁开1.5寸之处

腰眼

又名鬼眼，位于腰部，当第4腰椎棘突下，旁开约3.5寸凹陷中

上髎

位于骶部后正中线与髂后上棘间凹陷处，适对第一骶后孔，外与小肠俞相平

下髎

位于骶部，当中髎下方，适对第4骶后孔处

中髎

位于骶部，当次髎下方，适对第4骶后孔处

次髎

位于骶部，髂后上棘下方1寸许，适对第二骶后孔凹陷处，外与膀胱俞相平

气海

位于下腹部，前正中线上，当脐中下1.5寸处

关元

位于下腹部，前正中线上，当脐中下3寸之处

归来

位于人体的下腹部，当脐中下4寸，距前正中线2寸之处

曲骨

位于人体的下腹部，当前正中线上，耻骨联合上缘的中点处

足三里

位于外膝眼下3寸，距胫骨前嵴1横指，当胫骨前肌上

三阴交

位于小腿内侧，足内踝尖上3寸，胫骨内侧缘后方

六 多种罐法治疗慢性腰痛

　　慢性腰痛多是因为腰部承受的压力过大、疲劳感过重、长时间使用不良姿势或骨盆突出等原因所造成的，腰肌劳损、腰椎间盘突出、腰椎间盘

滑脱等症状下的腰部疼痛都可以归为慢性疼痛的范围。

◇诊　断

①腰肌出现轻度痉挛，在剧烈活动中引起腰部酸疼。

②腰部出现持续性的隐隐痛感，冷痛，酸软无力。

③在腰部反复伸展或过度屈曲时，出现不适；经常出现腰部沉重无力感。

◇选穴与治疗方法

走罐法

▶ 所选穴位：肾俞穴、腰阳关、次髎穴、背部膀胱经腧穴

▶ 治疗方法：让患者取俯卧位，首先对穴位皮肤进行常规消毒，接着用闪火法对肾俞穴、腰阳关穴、次髎穴拔罐5~15分钟，然后取患者疼痛一侧的膀胱经腧穴，使用走罐法，每日1次。

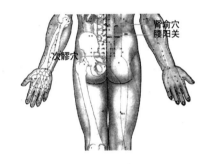

血罐法

▶ 所选穴位：夹脊穴及其附近的腧穴

▶ 治疗方法：让患者取俯卧位，首先对疼痛一侧夹脊穴及其附近的腧穴进行消毒清洗，用梅花针轻轻刺入穴位，留针到穴位处微出血后，再将针拔出，然后立即将火罐吸拔在刺入的穴位上，并留罐15分钟，最后把罐拔去后，热敷疼痛处。

火罐法

▶ 所选穴位：阿是穴

▶ 治疗方法：患者取俯卧位，用枕头将腹部垫起，首先对穴位周围的皮肤进行消毒，然后用毫针刺入穴位中，针刺得气后，将针拔出，用闪火法拔罐15~20分钟，每周2次，6次为1个疗程。

◇走罐拔罐方法

走罐法又称推罐法或行罐法，多用于胸背、腹部、大腿等肌肉丰满、面积较大的部位。

走罐法

第一步

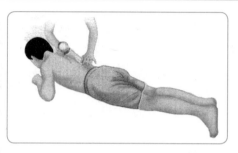

先在罐口或吸拔部位涂上一层润滑剂，这主要是便于罐具的滑动。

第二步

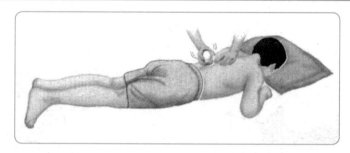

一手握住罐底稍倾斜，沿着肌肉骨骼生长路线或经络循行路线做上下左右的移动，也可以患部为中心做环形旋转移动。

拔罐取穴

夹脊
位于第1胸椎至第5腰椎，棘突下旁开0.5寸，一侧17个穴，左右共34穴

肾俞
位于腰部，当第2腰椎棘突下，旁开1.5寸之处

次髎
位于骶部，髂后上棘内下方1寸许，适对第二骶后孔凹陷处，外与膀胱俞相平

腰阳关
原名阳关，近称腰阳关，别名脊阳关、背阳关。位于腰部，当后正中线上，第4腰椎棘突下凹陷中

膀胱俞
位于身体骶部，第二骶椎左右二指宽处，与第二骶后孔齐平

七 蒸汽罐法治疗腰椎间盘突出症

腰椎间盘突出症主要是因为腰椎间盘退变引发周围纤维环破裂或者是髓核突出，使神经根受到压迫，进而引发的疼痛。根据病因的不同，疼痛表现为不同的症状，从腰到大腿部都会有痛感的出现，严重时还会出现暂时性的跛行等情况。

◇诊　断

①活动时疼痛加剧，休息后减轻。

②所有使脑脊液压力增高的动作如咳嗽、喷嚏和排便等都可能会加重腰痛和放射痛。

③放射痛沿坐骨神经传导直达小腿外侧足背或足趾，如因为腰3～4间隙突出，腰4神经根受压迫产生向大腿前方的放射痛。

④多数患者采用侧卧位并屈曲患肢；个别严重病例在各种体位均疼痛只能屈髋屈膝跪在床上以缓解症状，另外常有间歇性跛行。

◇选穴与治疗方法

蒸汽罐法

▶ 所选穴位：肾俞穴、腰阳关、命门穴、气海俞、大肠俞、关元俞、阿是穴。

▶ 治疗方法：首先烧一壶水，水煮沸后用小火保持其沸腾状态。然后让患者取俯卧位，对将要拔罐的穴位皮肤进行常规消毒。接着取出罐具对

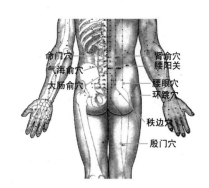

着壶嘴，吸收从壶中喷出的水蒸气，保留3～5分钟，随即趁热将罐具扣在穴位上，留罐15分钟。每次取上述穴位中的3～5个，每日1次，10次为一个疗程。

走罐法

▶ 所选穴位：殷门穴、关元俞、秩边穴、环跳穴、肾俞穴、腰阳关、命门穴。

▶ 治疗方法：让患者取俯卧位，首先对穴位皮肤进行常规消毒，接着

在将要拔罐穴位上涂一层润滑剂，随即以闪火法将罐吸拔于所选部位的皮肤上，然后手扶着罐子，在所要拔罐的穴位处向上下或左右推动，以皮肤充血、红润为度，一般情况下每次5~15分钟，每日1次。

◇**蒸汽罐方法**

蒸汽罐是一种水蒸气排气法，主要是借用蒸汽熏蒸罐具，然后再排出罐内气体的方法。

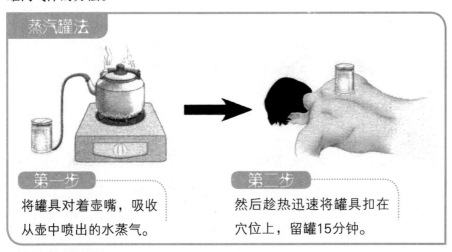

蒸汽罐法

第一步
将罐具对着壶嘴，吸收从壶中喷出的水蒸气。

第二步
然后趁热迅速将罐具扣在穴位上，留罐15分钟。

拔罐取穴

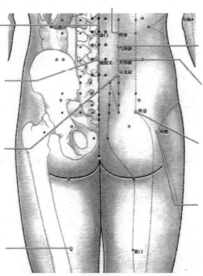

肾俞
位于腰部，当第2腰椎棘突下，旁开1.5寸之处

命门
位于腰部，第2腰椎棘突下，即肚脐正后方处即是

腰阳关
位于腰部，当后正中线上，第4腰椎棘突下凹陷中

关元俞
位于身体骶部，当第5腰椎棘突下，左右旁开2指宽处即是

殷门
位于大腿后面，当承扶与委中的连线上，承扶下6寸处

气海俞
位于腰部，当第3腰椎棘突下，旁开1.5寸处

大肠俞
位于腰部，当第4腰椎棘突下，旁开1.5寸

秩边
位于背正中线旁开3寸，平第4骶后孔

环跳
位于股骨大转子最凸点与骶管裂孔连线的外1／3与中1／3的交点处

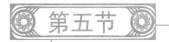

第五节 刮痧疗法介绍

刮痧疗法是民间疗法的精华之一，其方法独特、简便易学、取材方便、操作简单、安全无副作用、疗效显著，在当今生活养生越来越受到关注的情况下，越来越多的家庭开始采用这种手法进行自我保健和养生。

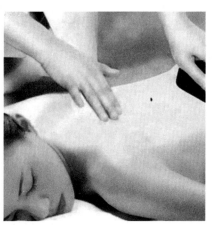

刮痧就是用手指或各种边缘光滑的工具，蘸上具有一定治疗作用的刮痧介质，在人体表面特定部位反复进行刮拭，使皮肤表面出现瘀血点、瘀血斑或点状出血，这就是所谓的"出痧"。它通过良性刺激，使营卫之气的作用得到充分发挥，使经络穴位处充血，局部微循环得到改善，从而达到舒筋活络、祛风散寒、清热除湿、活血化瘀、消肿止痛、增强抗病能力和免疫机能的目的。

一 刮痧前的准备

◇刮痧用具

在古代，铜钱、汤勺、嫩竹板都做过刮痧工具，现如今一般都用刮痧板来进行刮痧，常见的刮痧板有牛角刮痧板和玉质刮痧板两类。

◇辅助的材料

刮痧时需要准备润滑剂，增加润滑度，减少刮痧阻力。通常可以使用以下介质作为润滑剂，有香油、食用油、白酒、猪脂、药汁、冬青膏、鸡蛋清、刮痧活血剂、薄荷水、扶他林乳胶剂、刮痧油及止痛灵。

◇常用的体位

刮拭患者不同的部位时也要采取不同的体位姿势，一般体位包括：仰卧位、俯卧位、侧卧位、正坐位、仰靠坐位、俯伏坐位和站立位。

◎ 刮痧疗法的不适用人群及部位 ◎

1. 久病年老的人、囟门未合的小儿；

2. 极度虚弱的人、极度消瘦的人、对刮痧极度恐惧或过敏的人；

3. 皮肤上有破损溃疡、疮头、未愈合的伤口，韧带及肌腱急性损伤部位；

4. 孕妇的腹部和腰骶部、妇女乳头、孕妇和经期妇女的三阴交、合谷、足三里等穴位；

5. 眼睛、耳孔、鼻孔、舌、口唇、前后二阴、肚脐以及肝硬化腹水者的腹部等部位。

◇刮痧方法

刮痧法根据刮拭的角度、身体适用范围等方面可以分为面刮法、平刮法、角刮法、推刮法、厉刮法、点按法、按揉法等。

正确的握板方法	面刮法	角刮法
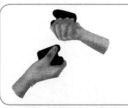	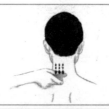	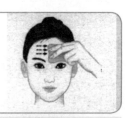
刮痧板长边横靠在手掌心，大拇指和其他四个手指分别握住刮痧板的两边，刮痧时用手掌心的部位向下按压。	刮痧板向刮拭的方向倾斜30°～60°，将刮痧板的1/2长边或全部长边接触皮肤，自上而下或从内到外地向同一方向直线刮拭。	手持刮痧板，向刮拭的方向倾斜的角度小于15°，而且向下的渗透力也较大，刮拭速度缓慢。

角刮法	推刮法	厉刮法
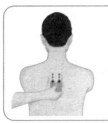	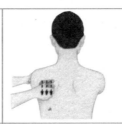	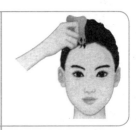
用刮板的角部在穴位处自上而下刮拭，刮板面与皮肤呈45°，不宜过于生硬，避免用力过猛伤害皮肤。	手持刮痧板，刮痧板向刮拭方向倾斜的角度小于45°，压力大于平刮法，速度也比平刮法慢一点。	刮痧板角部与刮拭部位呈90°，刮痧板不离皮肤地施力，在约1寸长皮肤上做短间隔前后或左右地摩擦刮拭。

点按法	垂直按揉法	平面按揉法
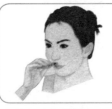	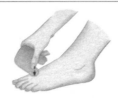	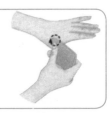
将刮痧板角部与要刮拭部位呈90°，向下按压，由轻到重，逐渐加力，片刻后快速抬起，多次反复。	垂直按揉法将刮痧板的边沿以90°按压在穴区上，慢速按揉。	平面按揉法则小于20°，刮痧板与接触皮肤不分开，慢速按揉。

二、面刮法治疗腰椎间盘突出症

腰椎间盘突出症系指由于腰椎间盘髓核突出压迫其周围神经组织而引起的一系列症状，根据髓核突出的方向可分为单侧型腰椎间盘突出症、双侧型腰椎间盘突出症和中央型腰椎间盘突出症。

◇高发人群

工作姿势不良者，产前、产后或更年期的女性。

◇高发季节

秋、冬

◇诊　断

① 放射痛沿坐骨神经传导直达小腿外侧足背或足趾；所有使脑脊液压力增高的动作如咳嗽、喷嚏和排便等都可能会加重腰痛和放射痛；活动时疼痛加剧，休息后减轻。

② 卧床体位：多数患者采用侧卧位并屈曲患肢；个别严重病例在各种体位均疼痛只能屈髋、屈膝跪在床上以缓解症状，另外常有间歇性跛行。

◇预　防

① 改善工作姿势，注意劳逸结合。避免长期做反复单调的动作，从事长时间弯腰或长期伏案工作的人员，可以通过调整座椅和桌面的高度来改变坐姿，建议坐位工作45分钟后起立活动15分钟，使疲劳的肌肉得以恢复。

② 坚持做一些体育运动，如游泳、健美操等，俯卧位时头、腿脚和手臂都尽量往上抬高，一起一落为一节拍，每次锻炼4个8拍，每天1～2次。

③ 要养成良好的生活、工作方式，起居饮食都要规律，切忌熬夜通宵，尤其是不可坐在电脑前通宵工作或玩游戏。

◇刮痧取穴

▶ 腰背部：身柱、肝俞、脾俞、肾俞。

▶ 下肢部：殷门、风市、阳陵泉

◇刮痧治疗

使用刮痧疗法治疗腰椎间盘突出症，能有效地促进血液循环，调整腰背肌肉组织的新陈代谢，有效缓解病症。

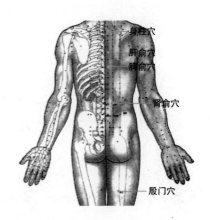

刮拭部位及刮拭方向

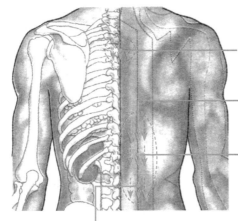

身柱
在第3胸椎棘突大凹陷中

肝俞
背部，当第9胸椎棘突下，旁开1.5寸

脾俞
背部，当第11胸椎棘突下，旁开1.5寸

肾俞
腰部，当第2腰椎棘突下，旁开1.5寸

刮法	刺激程度	次数
面刮、平面按揉	轻度	30

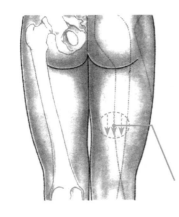

风市
大腿外侧中线上，当直立垂手时，中指指尖处

阳陵泉
小腿外侧正中，人字纹尖凹陷处

殷门
大腿后面，当承扶与委中的连线上，承扶下6寸处

◇操作步骤

1. 患者俯卧，腰背部皮肤裸露，将穴位区域擦洗干净；

2. 刮痧板向刮拭的方向倾斜60°，以身柱、肝俞、脾俞、肾俞、殷门的顺序进行；

3. 患者转为右侧卧位；

4. 用同样的方法以风市、阳陵泉的顺序刮拭。

三 平面按揉法治疗急性腰扭伤

急性腰扭伤就是我们俗称的"闪腰"、"岔气"，主要是因为突然间受到外力的作用，腰部软组织的肌肉或筋膜等突然撕裂，导致疼痛出现。这种疼痛状况属于急发现象，病发前没有任何征兆。

◇**高发人群**

青壮年体力劳动者，男多于女。

◇**高发季节**

春、夏、秋、冬。

◇**诊　断**

① 患者在搬、抬、扛重物时，腰部一侧或两侧突然出现清脆的响声，然后疼痛出现，疼痛剧烈时，腰部无法扭转，当即就不能正常动作。

② 检查时会发现患者腰部僵硬，腰前凸消失，并且脊柱侧弯及骶棘肌痉挛。

③ 在腰部受到损伤当时没有症状出现，但休息片刻后或第二天疼痛出现，严重者甚至无法起床，在腰部受伤部位可以找到明显的压痛点。

◇**预　防**

① 掌握正确的劳动姿势，在扛、抬重物时要尽量使胸、腰部挺直，髋膝部屈曲，起身要以下肢用力为主，站稳后再迈步，搬、提重物时，应采用半蹲位，让物体尽量贴近身体。尽量避免弯腰性强迫姿势工作时间过长。

② 加强劳动保护，在进行扛、抬、搬、提等重体力劳动时，尽量使用护腰带，来协助稳定腰部脊柱，增强腹压，增强肌肉工作效能。在寒冷潮湿环境中工作后，最好洗热水澡以祛除寒湿，消除疲劳。

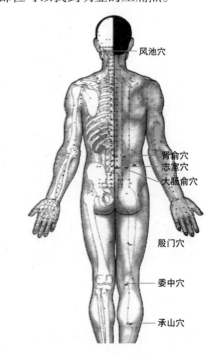

风池穴

肾俞穴
志室穴
大肠俞穴

殷门穴

委中穴

承山穴

◇ **刮痧取穴**

▶ 头部：风池

▶ 腰背部：肾俞、大肠俞、志室

▶ 下肢部：委中、承山

◇ **刮痧治疗**

运用刮痧疗法治疗急性腰扭伤，对疏通腰部经气，舒缓筋脉，活血止痛有很好的疗效，而且方法简单，操作方便。

刮拭部位及刮拭方向

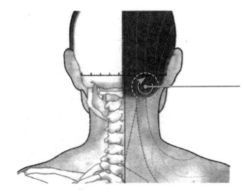

风池
后头骨下，两条大筋外缘陷窝中，相当于耳垂齐平

刮法	刺激程度	次数
面刮、平面按揉	轻度	60

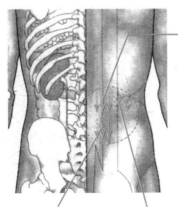

肾俞
腰部，当第2腰椎棘突下旁开1.5寸

大肠俞
腰部，当第4腰椎棘突下，旁开1.5寸

志室
腰部，当第2腰椎棘突下，旁开3寸

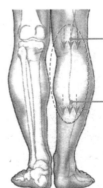

委中
横纹中点，当股二头肌腱与半腱肌肌腱的中间

承山
小腿后面正中，委中穴与昆仑穴之间，当伸直小腿和足跟上提时腓肠肌肌腹下出现凹陷处

◇操作步骤

1. 患者俯卧，将需要刮拭的穴位区域裸露在外并进行消毒；

2. 刮痧板向刮拭的方向倾斜20°，先轻轻刮拭头部风池穴；

3. 然后以先腰背部后下肢部的顺序进行。

四　平刮法治疗肾虚腰痛

肾是潜藏的根本，是藏精的地方。精能生骨髓而滋养骨骼，所以肾脏有保持人体精力充沛，强壮矫健的功能。但随着年龄的增长，年老体衰，人体生理机能下降，或长期患病导致肾亏，以及过度房事、耗损精气等，这些都会使肾气虚惫，腰府空虚，引发腰部疼痛。

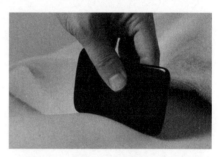

◇高发人群

中老年人、男性。

◇高发季节

春、夏、秋、冬。

◇诊　断

① 腰部易感到疲劳，体力不容易恢复；下肢有时会出现肌肤麻木无力感。

② 肾功能衰退，机体能力下降，畏寒，手脚经常冰凉，面色苍白，腰部冷痛，虚软无力。

③ 腰部绵绵隐痛，持续不断，并且会有头晕耳鸣的症状同时出现。

④腰痛会随着天气的变化或劳累强度的增减而变化，时轻时重，反复发作。

◇预　防

① 要节制房事，房事过多、过频会使肾亏情况严重，加剧腰痛。

② 注意保暖，防止身体受凉。天气变冷时增加衣物，在运动出汗、淋雨后及时擦拭身体，更换衣服。饮食上忌食过冷和过热的食物，以温热

为主。

③ 适度的锻炼可以增强肾功能机能，但防止过度劳累或过度运动，避免腰部承受超负荷的压力，同时要注意使用正确的运动姿势。

◇ **刮痧取穴**

▶ 腰背部：三焦俞、肾俞、命门、膀胱俞

▶ 胸腹部：中极、章门

▶ 上肢部：尺泽

◇ **刮痧治疗**

使用刮痧疗法治疗肾虚腰痛，主要是通过调和经气和补肾填精，标本兼治地治疗肾虚，从根本上治疗此类腰痛病症。

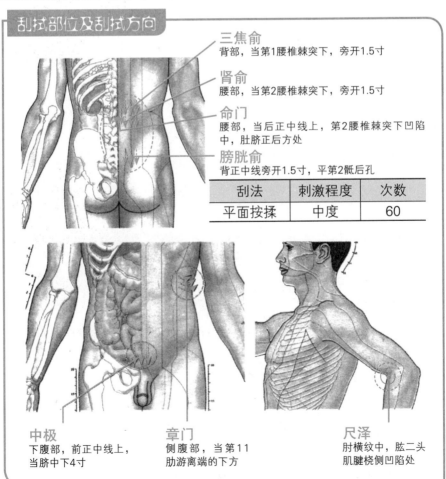

刮拭部位及刮拭方向

三焦俞
背部，当第1腰椎棘突下，旁开1.5寸

肾俞
腰部，当第2腰椎棘突下，旁开1.5寸

命门
腰部，当后正中线上，第2腰椎棘突下凹陷中，肚脐正后方处

膀胱俞
背正中线旁开1.5寸，平第2骶后孔

刮法	刺激程度	次数
平面按揉	中度	60

中极
下腹部，前正中线上，当脐中下4寸

章门
侧腹部，当第11肋游离端的下方

尺泽
肘横纹中，肱二头肌腱桡侧凹陷处

◇ 操作步骤

1. 患者俯卧，对需要刮拭的穴位区域进行消毒；

2. 刮痧板向刮拭的方向倾斜15°，先刮拭腰背部各穴；

3. 然后患者转为仰卧，以同样方法刮拭胸腹部两穴；

4. 最后抬起患者的上臂，先左后右地刮拭尺泽穴。

五　推刮法治疗坐骨神经痛

坐骨神经痛，是指坐骨神经通路及其分布区域内的疼痛。此病痛主要是由其他疾病所引发，如：坐骨神经炎、腰椎间盘突出、椎管内肿瘤、子宫附件炎、糖尿病等。

◇ 高发人群

IT人士、文秘、媒体编辑、久坐工作者。

◇ 高发季节

秋、冬。

◇ 诊　断

① 一般多由臀部或髋部开始，向下沿大腿后侧、腘窝、小腿外侧往足背外侧扩散，表现为持续性钝痛或有发作性加剧，剧痛时呈刀刺样性质。

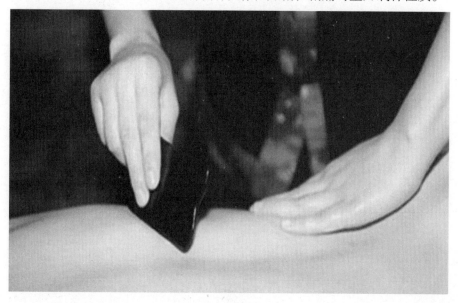

② 患病一侧有轻度的肌肉张力减弱，严重患者可有肌肉消瘦、肌肉弛软，并有压痛现象，以腓肠肌最为明显；疼痛在咳嗽、用力、弯腰、震动时加剧。

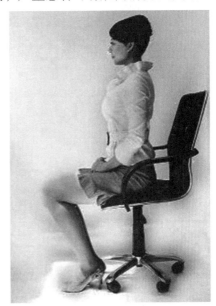

③ 站立时，身体略向健康一侧倾斜，患病侧的下肢在髋、膝关节处微屈而足跟不着地。睡觉时，向健侧侧卧，病侧下肢髋、膝关节处呈微屈姿势。仰卧坐起时，病侧膝关节弯曲。

◇ 预 防

① 长时间不正确的坐姿和缺乏运动是造成坐骨神经痛的原因，所以要注意纠正坐姿，最好在办公椅上放一个小靠垫。每一个小时站起来走动，放松颈椎和腰椎，注意保持正确的站姿、坐姿、睡姿，以及劳动姿势的合理性。

② 平时还要多进行体育运动锻炼腰背肌，比如游泳。高跟鞋鞋跟高度限制在4厘米以下，切忌穿着高跟鞋快跑、跳舞。

◇ 刮痧取穴

▶ 腰背部：肝俞、肾俞、秩边

▶ 下肢部：风市、委中、承山

◇ 刮痧治疗

坐骨神经痛通常表现为腰部、腿部的酸痛无力，严重时影响正常的行动，运用刮痧疗法能舒经通络，有效缓解疼痛。

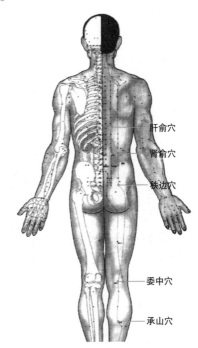

肝俞穴

肾俞穴

秩边穴

委中穴

承山穴

刮拭部位及刮拭方向

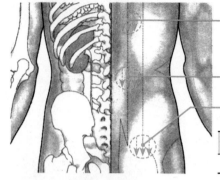

肝俞
第9胸椎棘突下，旁开1.5寸

肾俞
腰部，当第2腰椎棘突下，旁开1.5寸

秩边
背正中线旁开3寸，平第4骶后孔

刮法	刺激程度	次数
推刮	轻度	60

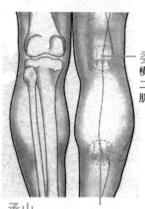

委中
横纹中点，当股二头肌腱与半腱肌肌腱的中间

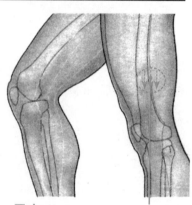

承山
小腿后面正中，委中与昆仑之间，当伸直小腿或足跟上提时腓肠肌肌腹下出现凹陷处

风市
在大腿外侧部的中线上，当横纹上7寸处

◇操作步骤

1. 患者俯卧，对需要刮拭的穴位区域进行消毒；

2. 刮痧板向刮拭的方向倾斜45°，先刮拭腰背部各穴和下肢部的承山和委中穴；

3. 然后患者转为侧卧，对风市穴附近皮肤进行消毒；

4. 再以相同方法刮拭风市穴。

六　面刮法治疗女性腰痛

女性体质偏寒再加上其独有的月经、怀孕、哺乳等生理特征容易引发腰痛，慢性盆腔炎等病症也是导致腰痛的原因，所以相对于男性而言，女性出现腰痛病的概率比较大。

◇ **高发人群**

30~50岁中年女性，尤其是白领。

◇ **高发季节**

春、夏。

◇ **诊　断**

① 月经不调，痛经并伴有腰部疼痛。

② 腰骶疼痛，白带增多，小腹坠疼；腰部冷痛，酸软无力。

③ 下腹部胀痛，腰酸，常在劳累、性交、经期前后加剧。

◇ **预　防**

① 杜绝各种感染途径，保持阴部清洁，每晚清水清洗外阴，专人专盆。

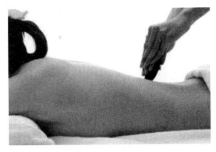

② 月经期、人流后以及妇科手术后，一定要禁止性生活，禁止游泳、盆浴，从而避免病菌乘机而入，造成感染。尽量减少做流产手术、节育手术等，减少可能感染不同类型生殖器官炎症的机会，避免这些炎症引发的腰痛。

③ 如果女性在月经期或是产后受寒，受到湿气、寒气入侵身体，会因此导致脊椎长出骨刺，诱发疼痛，所以在经期和产后要注意腰部的保暖。

④ 怀孕期间，腰骶及盆腔各关节韧带会随着胎儿的长大而变得松弛，整个身体的重心也在前移，为了维持身体的平衡，腰部就会比平时更多的向前挺起，承受的压力也随之加大，就更需要休息，调整身体姿势，避免腰痛。

◇ **刮痧取穴**

▶ **腰背部**：心俞、脾俞、肾俞、八髎

▶ **上肢部**：内关

▶ **下肢部**：血海

◇刮痧治疗

对于女性腰痛来说，使用刮痧疗法治疗能有效地促进血液循环，调节女性阴寒体质，增强抵抗力，有效缓解病症。

刮拭部位及刮拭方向

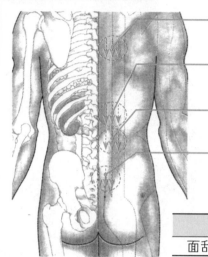

心俞
背部，当第5胸椎棘突下，旁开1.5寸

脾俞
背部，当第11胸椎棘突下，旁开1.5寸

肾俞
腰部，当第2腰椎棘突下，旁开1.5寸

八髎
位于第一、二、三、四骶后孔中，左右共八穴

刮法	刺激程度	次数
面刮、平面按揉	轻度	30

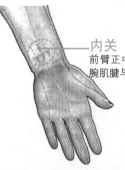

内关
前臂正中，腕横纹上2寸，在桡侧屈腕肌腱与掌长肌腱之间

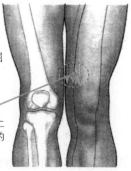

血海
大腿内侧，髌底内侧端上2寸，股四头肌内侧头的隆起处即是

◇操作步骤

1. 患者俯卧，将需要刮痧区域的皮肤裸露，并擦洗干净；

2. 刮痧板向刮拭的方向倾斜60°，以心俞、脾俞、肾俞、八髎的顺序进行；

3. 患者转为仰卧位；

4. 用同样的方法以内关、血海的顺序刮拭。

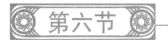

艾灸疗法介绍

　　艾灸是一种使用燃烧的艾条悬灸人体穴位的中医疗法。这种疗法最早可以追溯到远古时代。艾灸疗法不仅在我国医学史上起到重要作用，对世界医学也做出了巨大贡献。

　　艾灸的治疗方式是综合的，其中包括局部刺激、经络穴位、药物诸因素。因此，灸疗作用于人体主要表现的是一种综合作用，是各种因素相互影响，相互补充，共同发挥的整体治疗作用。

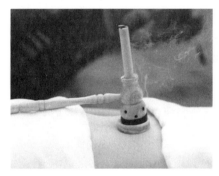

一　艾灸前的准备工作

◇艾炷、艾条的制作

　　艾炷是将艾绒放在平板上，用拇指、食指、中指边捏边旋转，把艾绒捏紧成规格大小不同的圆锥形艾炷，捏得越紧越好。

　　取纯艾绒24克，平铺在长26厘米、宽20厘米的桑皮纸上，将其卷成直径约1.5厘米的圆柱形，卷得越紧越好，然后用糨糊粘贴牢固，两头余纸拧成结，即成艾条。再在纸上画上刻度，每寸为一度，以此作为施灸时的标准。

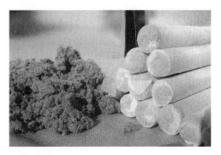

◇器具的选择

　　常用的艾灸器具主要有三种：温灸筒、温灸盒、温灸管。

◇常用的体位

选择适当体位，能方便施灸者的施灸操作，有利于准确选穴和安放艾炷，常用体位有仰靠坐位、侧伏坐位、俯伏坐位、仰卧位、侧卧位和俯卧位。

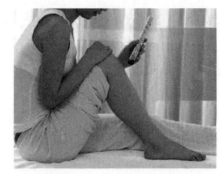

◇艾灸的禁灸穴

清代医学著作《针灸逢源》中记载禁灸穴总计有47穴，大部分穴位的部位归属均分布于头面部、重要脏器和表浅大血管的附近，以及皮薄肌少筋肉结聚的部位，这些部位使用艾炷直接施灸，会产生相应的不良效果。但随着医学的进步，现代中医认为，禁灸穴只有睛明穴、素髎穴、人迎穴、委中穴四个，不过妇女妊娠期小腹部、腰骶部、乳头、阴部等均不宜施灸。

◇艾灸方法

艾灸法是将艾绒置于体表穴位或患处烧灼施灸的方法，是中医最常用的一种治病方法，其分类较多。

艾灸方法	艾炷灸	间接灸
		直接灸（肤灸、明灸）
	艾条灸	温和灸
		回旋灸
		雀啄灸
	艾饼灸	熨灸
		日光灸
	艾熏灸	烟熏灸
		蒸汽熏灸
		温灸器灸
	温针灸	

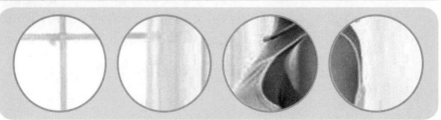

直接灸

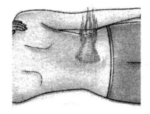

直接灸就是把艾炷直接安放在皮肤上施灸的一种方法。

间接灸

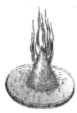

间接灸是在艾炷与皮肤之间隔垫某种物品如葱、姜、蒜等而施灸的方法，又称隔物灸。

艾条灸

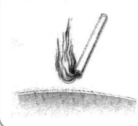

艾条灸又称艾卷灸，用棉纸把艾绒包裹卷成圆筒形的艾卷，点燃一端，在穴位或患处进行熏灸的一种施灸方法。

温针灸

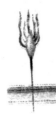

这是一种将针刺与艾灸相结合的方法，将针留在穴位上，把艾绒搓成团捻裹在针柄上并将其点燃，通过针体将热力传入穴位。

二　理气活血治疗腰肌劳损

腰肌劳损是慢性腰痛的常见原因之一，通常情况下没有明显的外伤，多为腰部负荷过重所致，只在劳累后疼痛会加重，休息时疼痛状况轻微，一到阴雨天腰部就长期持续酸软疼痛，严重时无法弯腰。

◇腰肌劳损的病因

① 急性腰扭伤并发的后遗症、长期从事弯腰或是从弯腰到直立、从直立到弯腰的反复转变，使腰部长时间处于一种不平衡的状态，负荷过度。

② 不良姿势也是造成腰肌劳损的原因之一，尤其是腰骶椎先天性畸形患者，腰骶部两侧的活动不统一，更加容易导致腰部软组织劳损。

◇选穴及治疗方法

艾条灸

①取穴方法

▶ 主穴：志室穴、肾俞穴、大肠俞穴、阿是穴

▶ 配穴：阴陵泉穴、三阴交穴、命门穴、关元俞穴、太溪穴

②施灸方法

单手持艾条，先用回旋灸，即把点燃的艾条悬于距施灸部位皮肤3～5厘米处2分钟以将局部的气血温热；接着使用雀啄灸方法，将艾条在穴位处上下摆动1分钟，加强对痛点的刺激；然后手持艾条沿着经络往返灸2分钟，以激发经气；最后再用温和灸法，在距穴位点皮肤3～5厘米进行熏灸3～5分

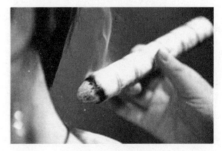

钟，达到舒经通络、缓解疼痛的目的。每日1次，6次为一个疗程。

艾炷间接灸

①取穴方法

志室穴、膈俞穴、气海俞穴、阿是穴、委中穴、承山穴

②施灸方法

从上述穴位中，每次选3～5个穴位施灸，阿是穴和志室穴每次灸10壮，其余各穴各灸3～5壮。单手持艾炷，用姜、葱、蒜等其他物品在穴位上做隔垫物，使艾炷不直接接触皮肤即可。每日1次，6次为一个疗程。

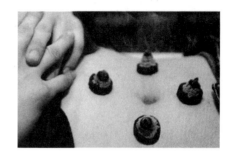

◇艾灸方法

慢性腰肌劳损多是由于腰部软组织慢性纤维化、经络受损、气血运行不畅等原因造成的，通过艾灸理气活血，是治疗疼痛的有效方法。

艾灸取穴

肾俞
位于人体腰部，当第2腰椎棘突下，旁开1.5寸处

命门
人体腰部，第2腰椎棘突下，即肚脐正后方处即是

大肠俞
腰部，当第4腰椎棘突下，旁开1.5寸

膈俞
背部，当第7胸椎棘突下，旁开1.5寸

志室
腰部，当第2腰椎棘突下，旁开3寸

气海俞
位于腰部，当第3腰椎棘突下，旁开1.5寸处

关元俞
位于身体骶部，当第5腰椎棘突下，左右旁开2指宽处即是

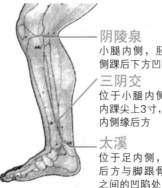

阴陵泉
小腿内侧，胫骨内侧髁后下方凹陷处

三阴交
位于小腿内侧，足内踝尖上3寸，胫骨内侧缘后方

太溪
位于足内侧，内踝后方与脚跟骨筋腱之间的凹陷处

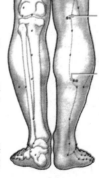

委中
横纹中点，当股二头肌腱与半腱肌肌腱的中间

承山
小腿后面正中，委中穴与昆仑穴之间，当伸直小腿和足跟上提时腓肠肌肌腹下出现凹陷处

◇**艾条灸操作步骤**

1. 将所要施灸的穴位进行消毒清洗；

2. 单手持艾条，点燃后悬于距穴位皮肤3～5厘米处温热气血2分钟；

3. 接着将艾条在穴位处上下摆动1分钟，加强对痛点的刺激：

4. 然后手持艾条沿着经络往返灸2分钟，以激发经气；

5. 最后再将艾条放在距穴位点皮肤3～5厘米进行熏灸3～5分钟。

三　清热活血治疗女性腰痛

女性的身体和生理特点容易引发腰痛，再加上女性所特有的月经、怀孕、哺乳等生理特征和慢性盆腔炎等病症都是导致腰痛的原因，主要症状为腰部冷痛、隐痛、酸软无力，在房事或劳累后疼痛加重，并有白带增加、小腹坠痛等。

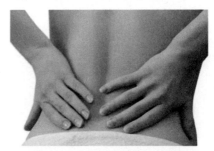

◇**女性腰痛的病因**

① 月经、怀孕、分娩等女性所特有的行为，都有可能感染不同类型的生殖器官炎症，这些炎症会引发腰痛。如果女性在月经期或产后受寒，受到湿气、寒气入侵身体的话，会因此导致脊椎长出骨刺，诱发疼痛。

② 子宫作为女性独有的器官，也是促使女性产生腰痛的原因之一，例如子宫发生后倾或后屈，都会造成腰部疼痛。

◇**选穴及治疗方法**

无瘢痕灸

① **取穴方法**

▶ **主穴**：关元俞、三阴交穴、足三里穴、子宫、归来穴、关元穴、肾俞穴。

▶ **配穴**：阴陵泉穴、太溪穴、地机穴

② **施灸方法**

从上述穴位中，每次选3～5个穴位施灸，每个穴位每次灸3～5壮。选择小艾炷，单手持艾炷，点燃后将艾炷直接安放在穴位皮肤上灸治，但以

不烧伤皮肤为度。每次灸5～10分钟，每日1次，10次为一个疗程，每个疗程间歇休息2日，一般是3个疗程，根据患者疼痛情况可增加或减少疗程。

温和灸

① 取穴方法

肾俞穴、命门穴、环跳穴、关元穴、委中穴、然谷穴、太溪穴

② 施灸方法

从上述穴位中，每次选3～5个穴位施灸，肾俞穴每次灸20～30分钟，其余各穴各灸10～15分钟。单手持艾条，将其一端点燃，对准穴位距皮肤3～5厘米处进行熏灸。每日1次，10次为一个疗程。

◇**艾灸治疗**

艾灸疗法能有效地针对女性所特有的体质，对腰部冷痛、隐痛、酸软无力等症状进行调节。

艾灸取穴

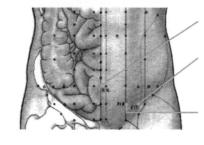

关元
位于下腹部，前正中线上，当脐中下3寸之处

归来
位于人体的下腹部，当脐中下4寸. 距前正中线2寸之处

子宫
位于下腹部，当脐中下4寸，膀胱与直肠之间

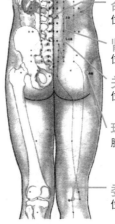

命门
位于腰部，第2腰椎棘突下，即肚脐正后方处即是

肾俞
位于腰部，当第2腰椎棘突下，旁开1.5寸之处

关元俞
位于身体骶部，当第5腰椎棘突下，左右旁开2指宽处即是

环跳
股骨大转子最凸点与骶管裂孔连线的外1/3与中1/3的交点处

委中
位于腿部，横纹中点，当股二头肌肌腱与半腱肌肌腱的中间即是处

艾灸取穴

阴陵泉
小腿内侧，胫骨内侧踝后下方凹陷处

地机
位于内踝尖与阴陵泉连线上，阴陵泉穴下3寸

三阴交
位于小腿内侧，足内踝尖上3寸，胫骨内侧缘后方

然谷
位于内踝前下方，足舟骨粗隆下方的凹陷处即是

足三里
位于外膝眼下3寸，距胫骨前嵴1横指，当胫骨前肌上

太溪
位于足内侧，内踝后方与脚跟骨筋腱之间的凹陷处

◇**无瘢痕灸操作步骤**

1. 将所要施灸的穴位进行消毒清洗；

2. 选择小艾炷，单手持艾炷；

3. 将艾炷点燃直接安放在穴位皮肤上灸治，以不烧伤皮肤为度；

4. 所有穴位按此法依次进行。

四　祛风化湿治疗风湿腰痛

　　风湿腰痛是因为身体受到风寒的入侵，湿气滞留在身体经络里，从而导致腰部酸痛。通常表现为腰背疼痛严重，睡觉时翻身不便；或者身体发热，一直冒虚汗，以及出现浮肿等症状，治疗的关键在于祛风化湿。

◇**风湿腰痛的病因**

　　① 住所在阴面，得不到阳光的照射，导致屋内湿气重，尤其是铺盖的褥子和被子带有湿气，久而久之会使湿气进入经络导致腰痛。

　　② 夏天人们喜欢对着空调吹，睡觉时也没有遮盖物，容易使风、寒之气侵入身体，阻滞经脉，从而使气血运行不畅，诱发腰痛。肾阳虚的患者，手脚经常处于冰凉状态，容易感

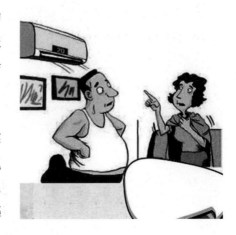

到寒冷，长期如此就会导致腰部出现冷痛。

◇选穴及治疗方法

熨灸

① 取穴方法

▶ 主穴：肾俞穴、命门穴、志室穴、腰阳关、大肠俞、气海俞。

▶ 配穴：阳陵泉穴、委中穴。

② 施灸方法

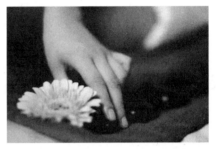

将艾绒平铺在穴位上，然后覆盖几层棉布，用熨斗或热水袋在布上温熨，因为熨斗或热水袋的覆盖面积比较大，所以临近的穴位可以同时进行熨灸，而且可以使用多个熨斗和热水袋，不同区域也可同时进行。每次60分钟，每天1~2次。另外，此灸法中，还可以加入药物，将中药材捣碎用纱布包裹住，煎煮后趁热熨灸在穴位处，同时可将热水袋放在药包上保持热度，这样可以增加治疗效果。

蒸汽熏灸

① 取穴方法

肾俞穴、腰阳关穴、环跳穴、阳陵泉穴、犊鼻穴、梁丘穴

② 施灸方法

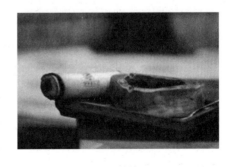

把艾叶或艾绒放在容器内用水煮沸，利用容器中产生的蒸汽熏灸上述各穴位，每次60分钟，每天1次。同时，还可以根据医生的建议加入中药，这时所散发的蒸汽中蕴涵着药性，祛风化湿、通经舒络效果更佳。

◇艾灸治疗

风湿腰痛主要是因为身体受到风寒的入侵，湿气滞留在身体经络里，从而导致腰部酸痛，因此艾灸治疗的关键就是祛风化湿。

艾灸取穴

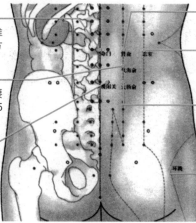

命门
人体腰部，第2腰椎棘突下，肚脐正后方处即是

气海俞
位于腰部，当第3腰椎棘突下，旁开1.5寸处

腰阳关
位于人体腰部，当后正中线上，第4腰椎棘突下凹陷处

肾俞
位于人体腰部，当第2腰椎棘突下，旁开1.5寸处

志室
腰部，当第2腰椎棘突下，旁开3寸

大肠俞
腰部，当第4腰椎棘突下，旁开1.5寸

环跳
股骨大转子最凸点与骶管裂孔连线的外1／3与中1／3的交点处

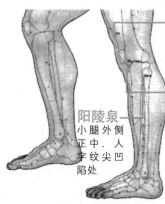

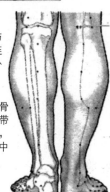

梁丘
在髂前上棘与髌骨外上缘连线上，髌骨外上缘上3寸

犊鼻
位于膝部髌骨下缘，髌韧带两侧有凹陷，其外侧凹陷中即是

阳陵泉
小腿外侧正中．人字纹尖凹陷处

委中
位于腘部，横纹中点．当股二头肌肌腱与半腱肌肌腱的中间即是

◇熨灸操作步骤

1. 将所要施灸的穴位进行消毒清洗；

2. 将艾绒平铺在穴位上，然后覆盖几层棉布；

3. 用熨斗或热水袋在布上温熨；

4. 所有穴位按此法依次进行。

五 舒筋活络治疗腰椎间盘突出症

腰椎间盘突出症，又称为髓核突出（或脱出）或腰椎间盘纤维环破裂症，主要是由于腰椎间盘髓核突出压迫其周围神经组织而引起的一系列症状，是腰痛病中的一种常见类型，多发生在青年及中年人身上。

◇腰椎间盘突出症的病因

① 由于外伤或重力的压迫，使脊柱受到剧烈的压迫，从而引起腰部纤维破裂导致椎间盘突出。劳累过度或是房事过多，都会使肾精亏损，以至于无法濡养腰部的筋骨，导致椎间盘退化，最终引发腰椎间盘突出症。

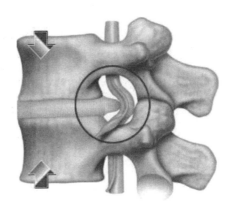

② 不良姿势会使椎体所受到的压力不均衡，腰间盘就会因此出现退行性改变，使椎体之间的间隙变窄，成为导致腰椎间盘突出症的内因。

◇选穴及治疗方法

艾条灸

① 取穴方法

▶ 主穴：至阳穴、关元穴、腰夹脊穴

▶ 配穴：阳陵泉穴、昆仑穴

② 施灸方法

单手持艾条，对至阳穴和关元穴施灸时，先点燃艾条悬于距施灸部位皮肤3～5厘米处2分钟以将局部的气血温热；接着将艾条在穴位处上下摆动1分钟，加强对痛点的刺激；然后手持艾条沿着经络往返灸2分钟，以激发经气；最后在距穴位点皮肤3～5厘米处进行熏灸3～5分钟，达到舒经通络，缓解疼痛的目的。其余各穴位直接熏灸3～5分钟即可。每日1次，6次为一个疗程。

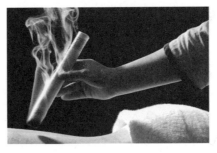

隔姜灸

①取穴方法

▶ 主穴：殷门穴、承山穴、腰夹脊穴、阿是穴

▶ 配穴：昆仑穴、后溪穴、足三里穴、秩边穴

② 施灸方法

每次选3～5个穴位，每个穴位灸3～5壮，单手持艾炷，用姜片做隔垫物铺在穴位上，使艾炷不直接接触皮肤即可。每日1次，6次为一个疗程。

◇艾灸治疗

对于腰椎间盘突出症，艾灸疗法的作用在于舒筋活络，缓解腰肌疲劳，减少腰肌痉挛现象的出现。

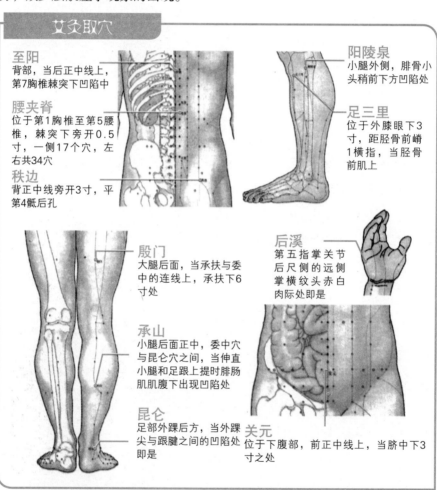

艾灸取穴

至阳
背部，当后正中线上，第7胸椎棘突下凹陷中

腰夹脊
位于第1胸椎至第5腰椎，棘突下旁开0.5寸，一侧17个穴，左右共34穴

秩边
背正中线旁开3寸，平第4骶后孔

阳陵泉
小腿外侧，腓骨小头稍前下方凹陷处

足三里
位于外膝眼下3寸，距胫骨前嵴1横指，当胫骨前肌上

殷门
大腿后面，当承扶与委中的连线上，承扶下6寸处

承山
小腿后面正中，委中穴与昆仑穴之间，当伸直小腿和足跟上提时腓肠肌肌腹下出现凹陷处

昆仑
足部外踝后方，当外踝尖与跟腱之间的凹陷处即是

后溪
第五指掌关节后尺侧的远侧掌横纹头赤白肉际处即是

关元
位于下腹部，前正中线上，当脐中下3寸之处

◇隔姜灸操作步骤

1. 将所要施灸的穴位进行消毒清洗；

2. 将切好的姜片平铺在要施灸的穴位上；

3. 单手持艾炷，点燃后隔着姜片熏灸穴位5～10分钟；

4. 所有穴位按此法依次进行。

六　驱寒舒经治疗坐骨神经痛

坐骨神经痛，是一种常见的周围神经疾病，主要指坐骨神经通路及其分布区域内的疼痛，可以分为根性坐骨神经痛和干性坐骨神经痛两种，多由腰椎间盘突出、脊椎肿瘤等脊椎病变和坐骨神经炎等引起，发病较急。

◇坐骨神经痛的病因

① 由于外伤或是重力的压迫，使脊柱受到剧烈的压迫，从而引起椎间盘突出导致坐骨神经痛。如果身体感受风寒湿邪，则会引发腰肌痉挛、脊柱偏斜。

② 不良姿势习惯的养成，会使腰椎椎体所受到的压力不均衡，长时间如此，会使一侧压力不断积累增加，诱发腰椎间盘突出症和坐骨神经痛。

◇选穴及治疗方法

艾炷灸

① 取穴方法

▶ 主穴：秩边穴、环跳穴、阳陵泉穴、肾俞穴

▶ 配穴：承山穴、殷门穴

② 施灸方法

每次选3~5个穴位施灸，每个穴位每次灸3~5壮。选择小艾炷，单手持艾炷，点燃后将艾炷直接安放在穴位皮肤上灸治，但以不烧伤皮肤为度。每次灸5~10分钟，每日1次，10次为一个疗程，每个疗程间歇休息2日，一般是3个疗程，根据患者疼痛情况可增加或减少疗程。另外可以使用间接灸，用姜、葱、蒜等其他物品在穴位上做隔垫物，使艾炷不直接接触皮肤。

温针灸

① 取穴方法

▶ 主穴：环跳穴、秩边穴、腰夹脊穴、委中穴

▶ 配穴：肾俞穴、关元俞、次髎穴

② 施灸方法

首先选择长度在1.5寸以上的毫针，用毫针刺入穴位中，针刺得气后，在穴位上留针，接着将艾绒搓成团裹在针柄上，或者将2cm长的艾条套在针柄上，要注意的是，无论艾绒还是艾条，都应该离皮肤有2～3cm的距离。然后点燃艾绒或艾条的顶端，通过针体将热力传入穴位。

◇艾灸治疗

使用艾灸疗法治疗坐骨神经痛，主要是改善受到风寒入侵后引起的腰部不适，以及腰椎间盘突出症所造成的腰部疼痛。

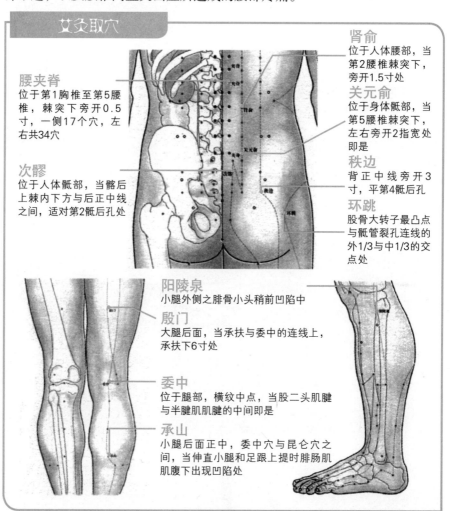

艾灸取穴

腰夹脊
位于第1胸椎至第5腰椎，棘突下旁开0.5寸，一侧17个穴，左右共34穴

次髎
位于人体骶部，当髂后上棘内下方与后正中线之间，适对第2骶后孔处

肾俞
位于人体腰部，当第2腰椎棘突下，旁开1.5寸处

关元俞
位于身体骶部，当第5腰椎棘突下，左右旁开2指宽处即是

秩边
背正中线旁开3寸，平第4骶后孔

环跳
股骨大转子最凸点与骶管裂孔连线的外1/3与中1/3的交点处

阳陵泉
小腿外侧之腓骨小头稍前凹陷中

殷门
大腿后面，当承扶与委中的连线上，承扶下6寸处

委中
位于腘部，横纹中点，当股二头肌腱与半腱肌肌腱的中间即是

承山
小腿后面正中，委中穴与昆仑穴之间，当伸直小腿和足跟上提时腓肠肌肌腹下出现凹陷处

◇温针灸操作步骤

1.将所要施灸的穴位进行消毒清洗；

2.选择长度在1.5寸以上的毫针，用毫针刺入穴位中，针刺得气后，在穴位上留针；

3.接着将艾绒搓成团裹在针柄上；

4.然后点燃艾绒的顶端，通过针体将热力传入穴位。

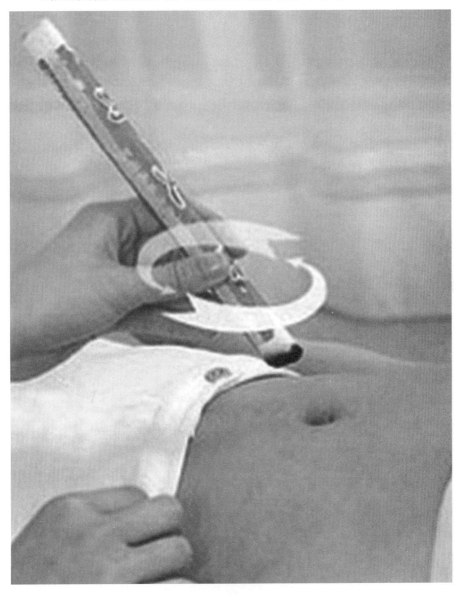

第七节

中药药膳疗法介绍

　　所谓中药药膳法，既有中医药的疗法，也有药膳的饮食疗法。中药治疗是中国几千年来的传统方法，一直被人们所使用，同时再配以饮食疗法，可以在从根源处入手的基础上，利用药膳进行调节，共同达到防治腰痛的目的。

　　中药治疗是中国几千年来在临床治疗方面所积累的对世界医学有重要贡献的治疗方法之一。中药里不仅动、植物可以入药，介壳类如珍珠、矿物类如龙骨等都可以成为用来治病的中药。自古以来关于中医药的典籍更是中国古代文化的瑰宝，其中《神农本草经》《本草纲目》等直到今日也是很多医生的必备之书。

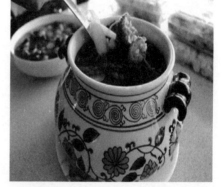

　　从唐代的《食疗本草》开始，人们便将饮食与治病相结合，"药王"孙思邈更在其《备急千金要方》中指出："夫为医者，当须先洞晓疾源，知其所犯，以食治之，食疗不愈，然后命药"，将食疗列为医治疾病诸法之首。中医学认为所有食物各具功效。药膳养生正是利用这种功效，达到平衡气血水，强身健体的目的，所以说药补不如食补，食有药效。

　　药膳的科学定义是指在中医学、烹饪学和营养学的理论指导下，严格按照药膳配方，将中药与某些具有药用价值的食物相配，再采用我国独特的饮食烹调技术制作而成的，具有一定色、香、味、形的美味食品。

　　总结起来，药膳最大的特点就是"寓医于食"，满足了人们"厌于药，喜于食"的天性。药膳既能将药物以为食用，又可以赋予食物以药力，二者相辅相成，相得益彰；使得菜品既具有较高的营养价值，又可强身保健、防病治病、延年益寿。

在使用中药以及药膳的治疗方法时，我们也要注意以下一些禁忌。

1. 中药相配之间的禁忌：有些中药材配合在一起使用会产生相反、相恶的关系，降低药性或者产生毒副作用，因此要禁止同时使用。

2. 孕妇在使用本方法时要格外注意，避免出现动胎、滑胎现象。

3. 注意食物与药物之间的冲突，避免食用的食物降低药性或是产生毒副作用。

4. 饮用中药时，禁忌汤剂过夜服用。汤剂存放过久或过夜饮用，会滋生细菌，药性水解，甚至发馊变质，对人体健康不利。

一 不同季节的药膳养生

"因人·因时·因地"是中医的治疗原则，无论是治疗已病还是未病，都要根据人、季节及水土的变化而变化，这也是药膳养生应遵循的原则。

 万物复苏的春季，身体阳气升，但"肝"即人体自律神经，若过于活跃，易引发身心不适，通过具有理气养血作用的食物，恢复"肝"的正常机能，是春季食物养生的基础。

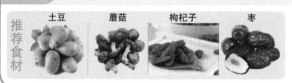

推荐食材：土豆　蘑菇　枸杞子　枣

此外还有
猪肝，鸡肝，竹笋，洋芹，茼蒿，鸭儿芹，柑橘类等。

 闷热的夏季，体内易积热，喝水过多易导致水肿。身体发懒无力、无精打采、无食欲、中暑等是夏季常见症状。选择具有清热利尿作用的食物是夏季食物养生的基础。

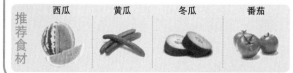

推荐食材：西瓜　黄瓜　冬瓜　番茄

此外还有
苦瓜，豆芽，绿豆，绿豆粉丝，百合，薏米，车前草等。

| 秋 | 空气干燥的秋季，人体缺乏滋润，易引发干咳、哮喘、皮肤干燥等问题，食用润肤润肺、防止身体干燥的食物十分重要。 |

| 推荐食材 | 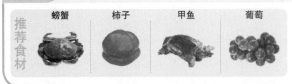 | 此外还有
皮蛋，秋刀鱼，梨，银杏，枇杷，藕，白木耳，枸杞子，豆浆，牛奶等。 |

螃蟹　柿子　甲鱼　葡萄

| 冬 | 寒冷的冬季，人体新陈代谢降低，阳气与养分积蓄体内。在中国，暖身、促进血行、储备元气是冬季食物养生的基础，此时是养生的最佳季节。 |

| 推荐食材 | 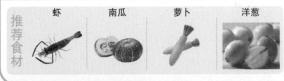 | 此外还有
羊肉，牛肉，鸡肉，鳗鱼，高丽参，姜，大蒜，大葱，韭菜，白菜，花椒，肉桂，辣椒，大料等。 |

虾　南瓜　萝卜　洋葱

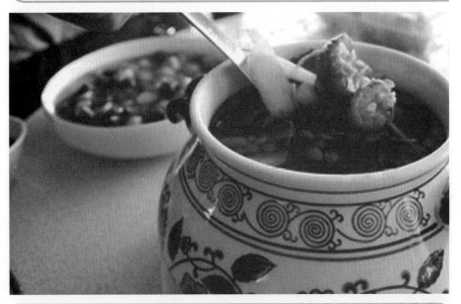

（二）　舒经活血治疗急性腰扭伤

急性腰扭伤多是因为受到外力而导致的腰部肌肉或韧带拉伤，最典型的症状就是在搬、抬、扛重物时，腰部一侧或两侧突然出现清脆的响声，然后疼痛出现。

◇中药疗法

泽兰汤加减

◎药材：土木香5克，当归尾、赤芍、泽兰、苏木、桃仁各9克，没药、羌活、乳香、牡丹皮、牛膝各6克，红花、三七各3克。

◎服用：每日一剂，每剂可煎两次服用。

◎功效：舒经活血，理气止痛。

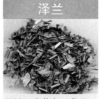

泽兰

属性：味苦辛，微温。

功效：活血、行水，可治经闭、瘕症、水肿、产后瘀滞腹痛、身面浮肿、跌打损伤、金疮、痈肿等病。

牛膝

属性：味苦酸，性平。

功效：散瘀血、消痈肿，可治淋病、尿血、经闭、瘕症、难产、产后淤血腹痛、喉痹、痈肿等病。

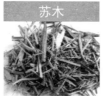

苏木

属性：味甘咸，性平。

功效：行血、破淤、消肿、止痛，可治产后瘀血胀痛喘急、痢疾、破伤风、痈肿、跌损瘀滞作痛等病。

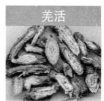

羌活

属性：味辛苦，性温。

功效：散表寒、祛风湿、利关节，可治头痛无汗、风寒湿痹、骨节酸疼、风痹疮毒、白癜风、斑秃等病。

复元活血汤

◎药材：桃仁、当归、柴胡、甘草各10克，大黄、天花粉各20克，红花、穿山甲各6克。

◎服用：每日一次，饭前服用。

◎功效：活血化瘀，止痛消肿。

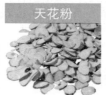

当归

属性：味甘辛，性温。

功效：补血活血、润肠通便，用于血虚萎黄、晕眩心悸、月经不顺、痛经、虚寒腹痛、跌打损伤等。

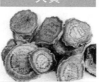

天花粉

属性：味甘酸，性凉。

功效：生津、止渴、降火、润燥、排脓、消肿，可治热病口渴、黄疸、肺燥咳血、痈肿、痔漏等症。

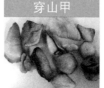

大黄

属性：味苦，性寒。

功效：泄热通肠、凉血解毒、祛瘀通经，可治热毒疮、口舌生疮、齿龈肿痛等症。

穿山甲

属性：味咸，性凉。

功效：消肿溃痈、收风活络、通经下乳，可治痈疽疮肿、风寒湿痹、闭经、乳汁不通等症。外用止血。

◇**药膳疗法**

草果牛肉汤

◎原料：草果2个，牛肉200克，生姜、肉桂少许。

◎做法：把牛肉洗干净切成小块，连同草果、生姜和肉桂一同放入锅中，加入清水，用小火炖，直到牛肉煮烂为止，再加入食盐、味精等调料就可以食用了。

牛肉	草果	山药（淮山药）	糯米
	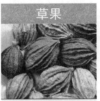	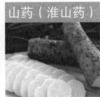	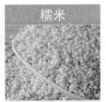
属性：味甘，性平，无毒。功效：补中益气、滋养脾胃、强健筋骨、化痰息风、止渴止涎，可治中气下陷、气短体虚、筋骨酸软。	属性：味辛，性温。功效：燥湿除寒、消食化乱，可治疟疾、脘腹冷痛、反胃、呕吐、泻痢、食积等。	属性：味甘，性平，无毒。功效：补脾养胃、生津益肺、补肾涩精，可治脾胃食少、久泻不止、肺虚喘咳、带下、虚热口渴等症。	属性：味甘，性温。功效：补虚、补血、健脾暖胃、止汗，可治反胃、食欲减少、泄泻、汗虚、气短无力、妊娠腹坠等症。

熟地山药粥

◎原料：熟地20克，山药50克，枸杞50克，糯米100克。

◎做法：把熟地、山药、枸杞放入适量的清水中煮30分钟，然后将糯米倒入锅内，煮熟后即可食用，每天用其代替早餐。

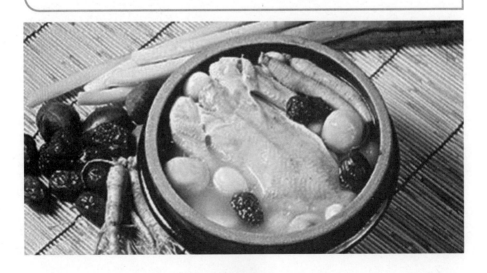

三 通经舒络治疗腰肌劳损

腰肌劳损通常情况下没有明显的外伤，是由于长期的疲劳累积或急性腰扭伤治疗不及时造成的，其主要症状表现为腰及腰骶部频繁出现酸痛。

◇中药疗法

羌活胜湿汤

◎药材：羌活、防风各9克，独活12克，川芎6克，藁本、蔓荆子各15克。

湿邪重者可加薏苡仁15克，防己12克，苍术10克。

寒重痛剧者可加制川乌、麻黄各10克。

◎服用：清水两碗，煮一碗，饭后服用。

◎功效：祛风散寒，通经舒络，缓解腰部冷痛。

防风	独活	防己	苍术
属性：味辛甘，性温。功效：祛风、除湿、止痛，可治头痛、目眩、项强、风寒湿痹、骨节酸痛、四肢挛急、破伤风等症。	属性：味苦辛，微温。功效：祛风除湿，通痹止痛，可治风寒湿痹、腰膝疼痛、少阳伏风头痛，以及风湿、风寒头痛等。	属性：味苦辛，性寒。功效：利水消肿、祛风湿止痛，因其性寒，治湿热痹痛为宜，多配薏仁、滑石等清热除湿之品。	属性：味苦辛，性温。功效：健脾、祛风湿、健胃、利尿、发汗、镇静、降血糖，可治消化不良、胃脘满闷、食欲不振等。

二妙汤

◎药材：苍术15克，薏苡仁12克，豨莶草8克，黄柏、牛膝、木瓜各10克。

◎服用：清水三碗，煮一碗，饭前服用。

◎功效：活血化瘀，清热祛湿。

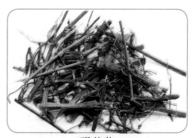

豨莶草

◇药膳疗法

黄鳝炖猪肉

◎原料：猪瘦肉100克，黄鳝200克，调料少许。

◎做法：先将黄鳝剖开洗净，猪瘦肉也清洗干净，接着把黄鳝和瘦肉剁成块，放入锅中，用文火炖。等肉炖熟烂后，加入盐、味精等调料即可。

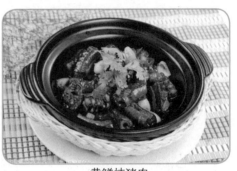

黄鳝炖猪肉

茴香板栗

◎原料：原料：生板栗1000克，大茴香、花椒各15克，小茴香30克，丁香9克，砂仁、荜茇、肉桂各6克，白芷3克，当归18克，高良姜、干姜各12克，大草寇21克。

◎做法：将上述原料中除生板栗外，所有药材先用清水浸泡24小时。浸泡后，煎煮药材，去渣留汁，然后把生板栗放入煎好的药汁中，浸泡7～10天后取出烘干即可食用。一日三次，每次15～30克。

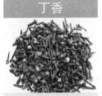

丁香

属性：味辛，性温。
功效：温中暖肾、降逆，可治呃逆、呕吐、反胃、泻痢、心腹冷痛、口臭、疝气、癣疾等疾病。

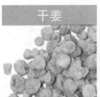

干姜

属性：味辛，性热。
功效：温中驱寒、回阳通脉，可治心腹冷痛、吐泻、肢冷脉微、风寒湿痹、阳虚、吐衄、下血等症。

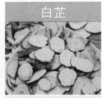

白芷

属性：味辛，性温。
功效：散风、通窍、止痛、燥湿止带、消肿排脓、止痛、通鼻窍，主治风寒兼有头痛、鼻塞等症。

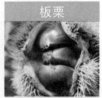

板栗

属性：味甘，性温，无毒。
功效：有益气血、养胃、补肾、健肝脾的功效。生食还有治疗腰腿酸疼、舒筋活络的功效。

四　化瘀止痛治疗第3腰椎横突综合征

第3腰椎横突综合征是指第3腰椎横突与其周围的软组织发生摩擦，受到压迫刺激或牵拉所造成的一种慢性腰痛。

◇中药疗法

补肾健筋汤

◎药材：熟地黄、当归、山茱萸、茯苓、续断各12克，杜仲、五加皮、白芍各10克，青皮5克。

◎服用：水煎服，每日一次。

◎功效：补益肝肾，治疗腰部隐痛。

厚朴

属性：味苦辛，性温。
功效：温中、下气、燥湿、消痰，可治胸腹胀痛、反胃、呕吐、宿食不消、痰饮喘咳、寒湿泻痢等症。

山茱萸

属性：味酸，微温。
功效：补肝肾、涩精气，固虚脱，可治腰膝酸痛、晕眩耳鸣、阳痿遗精、频尿、虚汗不止等症。

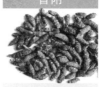

香附

属性：味辛、微苦，性平。
功效：行气解郁、调经止痛，可治肝气郁滞、胸闷胁痛、胃痛、腹痛、月经不顺、乳胀胁痛等症。

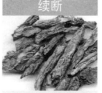

续断

属性：味苦，微温。
功效：补肝肾、续筋骨、调血脉，可治腰背酸痛、足膝无力、带下、遗精、跌打损伤、痈疽疮肿等症。

顺气活血汤

◎药材：苏梗、红花、木香、赤芍、桃仁、苏木、厚朴各9克，当归尾、枳壳各12克，香附6克。

◎服用：水煎服，每日一次。

◎功效：活血通络，化淤止痛。

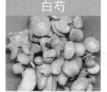

白芍

属性：味苦酸，性凉。
功效：养血柔肝、缓中止痛、敛阴收汗，可治胸腹胁肋疼痛、泻痢腹痛、月经不顺、崩漏、带下等症。

五加皮

属性：味辛苦，性温。
功效：驱风湿、补肝肾、强筋骨，可治风湿痹症、筋骨萎软、小儿行迟、体虚乏力、水肿、脚气等症。

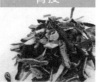

青皮

属性：味苦辛，微温。
功效：疏肝破气、散结消痰，可治胸胁胃脘疼痛、疝气、食积、乳肿、乳核、久疟痞块等疾病。

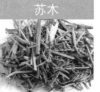

苏木

属性：味甘咸，性平。
功效：行血、破瘀、消肿、止痛，可治产后瘀血胀痛喘急、痢疾、破伤风、痈肿、跌损瘀滞作痛等症。

◇药膳疗法

猪腰防风汤

◎**原料**：糯米100克，猪腰1对，党参、防风各10克，葱白、韭白适量。

◎**做法**：将猪腰剖开洗净，切成小块后与糯米、党参、防风一起煮。煮熟后可加入适量的葱白、韭白一起食用，早晚各一次。

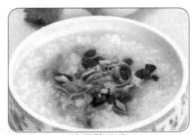

猪腰防风粥

骨碎补猪蹄汤

◎**原料**：猪蹄500克，骨碎补、川牛膝各20克，黄芪30克，川续断15克。

◎**做法**：将猪蹄清洗干净，剁成小块，和四味中药一起放入锅中，加水，也可以加入少许的料酒，用文火炖煮，直至肉炖烂后即可。

党参	葱白	骨碎补	猪蹄
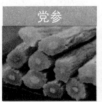	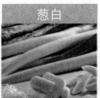	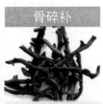	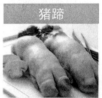
属性：味甘、微苦，性平。	**属性**：味辛，性温。	**属性**：味苦，性温。	**属性**：味甘咸，性平。
功效：补中益气、健脾益肺，可治气血不足、脾肺虚弱、劳倦乏力、气短心悸、血虚萎黄、便血、崩漏等症。	**功效**：利水、通阳、解毒，可治伤寒、热头痛、阴寒腹痛、虫积内阻、二便不通、痢疾、痈肿等症。	**功效**：补肾、活血、止血，可治肾虚久泻及腰痛、风湿痹痛、齿痛、耳鸣、跌打闪挫、阑尾炎等症。	**功效**：填肾精而健腰脚，滋胃液以滑皮肤，长肌肉可愈漏疡，助血脉能充乳汁，较肉尤补。

五　祛风活络治疗腰椎间盘突出症

　　腰椎间盘突出症根据病因的不同，疼痛表现为不同的症状，从腰到大腿部都会有痛感的出现，严重时还会出现暂时性的跛行、下肢麻痛等情况。

◇中药疗法

当归拈痛汤

◎药材：苍术6克，银花藤15克，当归、生黄柏、知母、茵陈、防己、赤芍、牡丹皮、姜黄各9克，薏苡仁、木瓜、杜仲、怀牛膝各12克。

◎服用：水煎服，空腹服用，每日一次。

◎功效：清热化湿，缓解腰部酸软无力。

知母	牡丹皮	姜黄	地龙
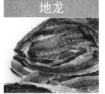			
属性：味苦，性寒。功效：滋阴降火、润燥滑肠，可治温热病、高热烦燥、口渴、脉象沉等肺胃实热之症。	属性：味苦辛，微寒。功效：清热、凉血、和血、消淤，可治夜热早凉、发斑、惊痫、吐衄、便血、骨蒸劳热、痈疡等症。	属性：味辛苦，性温。功效：破血、行气、通经、止痛，可治心腹痞胀痛、妇女血淤经闭、肢体疼痛、跌打损伤等。	属性：味咸，性寒。功效：清热、平肝、止喘、通络，可治高热狂躁、惊风抽搐、风热头痛、目赤、关节疼痛、小便不通等。

玄参	穿山甲	当归	木瓜
		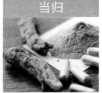	
属性：味甘苦，性寒。功效：凉血滋阴、泻火解毒，可治热病伤阴、舌绛烦渴、温毒发斑、津伤便秘、咽痛、白喉痈肿疮毒。	属性：味苦辛，微寒。功效：清热、凉血、和血、消淤，可治夜热早凉、发斑、惊痫、吐衄、便血、骨蒸劳热、痈疡等症。	属性：味甘辛，性温。功效：补血活血、润肠通便，用于晕眩心悸、月经不顺、经闭痛经、虚寒腹痛、肠燥便秘、跌打损伤等。	属性：味酸，性温。功效：对腰足无力、关节肿痛等症状疗效显著。可治脚气剧痒；治愈呕逆、心嗝痰唾、心腹痛等。

小活络丹

◎药材：没药、制南星、制川乌各9克，乳香、制草乌各12克，地龙15克。

患病时间较长，并有肌肉痉挛、肢体抽搐者，可配服蜈蚣、穿山甲、露蜂房、地鳖虫等虫类药物，以加强通络止痛。

◎服用：将药物粉碎成细粉制丸，口服，一次一丸，一日两次。

◎功效：祛风活络，活血止痛，治疗腰痛冷痛。

◇**药膳疗法**

红杞蒸鸡

◎**原料**：嫩母鸡1只，枸杞15克，葱、姜、料酒、胡椒等适量。

◎**做法**：将枸杞洗净、葱切段、姜切片；将鸡清洗干净，用沸水焯洗一次，然后把枸杞、姜、葱、盐、料酒、胡椒装入鸡肚中，用湿棉纸将鸡肚剖开的口封住，在旺火上蒸2个小时，揭开棉纸，拣出葱姜，放入味精即可。

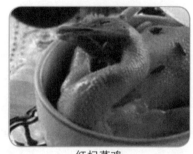

红杞蒸鸡

杜仲墨鱼汤

◎**原料**：墨鱼100克，杜仲90克，姜、葱、料酒少许。

◎**做法**：将墨鱼清洗干净，然后和杜仲、葱、姜一起加水煮汤，出锅前加入适量料酒、盐调味，肉、汤皆可食用。

党参	墨鱼	胡椒	枸杞
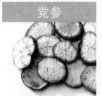	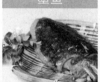		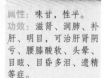
属性：味苦辛，性寒。 功效：利水消肿、祛风湿而止痛，因其性寒，治湿热痹痛为宜，多配薏仁、滑石等清热除湿之品。	属性：味咸，性平。 功效：养血、通经、催乳、补脾、益肾、滋阴、调经、止带，可治妇女经血不调、水肿、湿痹等症。	属性：味辛，性能，纯阳。 功效：温中、下气、消痰、解毒，可治寒痰食积、脘腹冷痛、反胃、呕吐清水、腹泻、冷痢等症状。	属性：味甘，性平。 功效：滋肾、润肺、补肝、明目，可治肝肾阴亏、腰膝酸软、头晕、目眩、目昏多泪、遗精等症。

（六）　**祛风散寒治疗腰椎骨质增生症**

椎体、椎间盘以及椎间关节的退行性改变使腰椎间原本的稳定受到破坏，腰椎周围的软组织也因此受到牵拉或是压迫，从而出现腰椎骨质增生症。

◇中药疗法

黄芪桂枝五物汤加减

◎药材：红枣4粒，黄芪、生姜各12克，桂枝、芍药各9克，三七6克，红花、当归各15克。

◎服用：清水三碗，煮一碗，每日三次。

◎功效：化瘀止痛，疏通经络。

独活寄生汤

◎药材：桑寄生、怀牛膝各15克，独活、防风、杜仲、党参、秦艽、全当归、赤芍、茯苓各9克，酒熟地黄18克，白术12克，细辛、肉桂各3克，炙甘草6克。如果病情较久有瘀血者，加入木瓜、伸筋草各9克，鸡血藤15克。

◎服用：1000毫升水煮300毫升药汁，分三次服用，一日三次。

◎功效：祛风散寒除湿，治疗腰部冷痛。

鸡血藤	党参	白术	红枣
	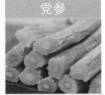	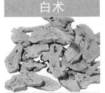	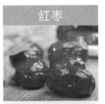
属性：味甘，性温。功效：具有活血、舒筋等功效。多用于治疗腰膝酸痛、麻木瘫痪、月经不顺等病症。	属性：味甘、微苦，性平。功效：补中益气、健脾益肺，可治气血不足、脾肺虚弱、劳倦乏力、气短心悸、血虚萎黄、便血等症。	属性：味苦甘，性温。功效：补脾益胃、燥湿和中，可治脾胃气弱、倦怠少气、虚胀腹泻、黄疸、自汗、胎气不安等症。	属性：味甘，性温。功效：补中益气、养血安神，能使血中含氧量增强、滋养全身细胞，是一种药效缓和的强壮剂。

茯苓	熟地黄	独活	防风
			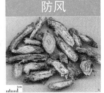
属性：味甘淡，性平。功效：渗湿利水、益脾和胃、宁心安神，可治小便不利、痰饮咳逆、腹泻、遗精、惊悸、健忘等症。	属性：味甘，微温。功效：滋阴补血，可治阴虚血少、腰膝萎弱、失眠、骨蒸、遗精、崩漏、月经不顺、口渴、耳聋等症。	属性：味苦辛，微温。功效：祛风除湿、通痹止痛，可治风寒湿痹、腰膝疼痛、少阴伏风头痛，以及风湿、风寒头痛等。	属性：味甘，性温。功效：补中益气、养血安神，能使血中含氧量增强、滋养全身细胞，是一种药效缓和的强壮剂。

◇**药膳疗法**

淮枣桃酥

◎原料：枣泥250克，猪油125克，面粉500克，淮山药、核桃仁各50克。

◎做法：将核桃仁捣碎，和枣泥一起搅拌均匀做馅待用；取200克面粉加入100克猪油，搅拌均匀成干油酥；取300克面粉加入25克猪油，再加入适量的水，和成油面团。用油面把干油酥和馅泥包进去，封口，放进油锅中炸，油面表面呈现浅黄色即可出锅。每日早、中、晚食用三次。

核桃仁	山药（淮山药）	生姜	肉桂

属性：味甘，性温。

功效：补肾、温肺、润肠通便，核桃仁含有高浓缩的多种营养成分，具有较高的益智作用。

属性：味甘，性平，无毒。

功效：补脾养胃、生津益肺、补肾涩精，可治脾虚食少、久泻不止、肺虚喘咳、肾虚遗精、虚热口渴等症。

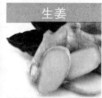

属性：味辛，性温。

功效：散寒、止呕开痰，可治感冒风寒、呕吐、胀满、腹泻，可解半夏、天南星及鱼蟹、鸟兽肉之毒。

属性：味辛甘，性热。

功效：补元阳、暖脾胃、除积冷、通血脉，可治肢冷脉微、腹痛腹泻、腰膝冷痛、虚阳浮越、上热下寒。

七　理气止痛治疗腰椎椎管狭窄症

　　腰椎椎管狭窄症表现为，腰部及下肢出现沉重无力、麻木疼痛，严重者会出现间歇性的跛行，患者蹲下、坐下或躺着时疼痛会减轻。

◇**中药疗法**

活络通痹汤

◎药材：土鳖虫6克，牛膝、地龙、乌药、炙甘草各9克，独活、续断、川乌、草乌、熟地黄各15克，桑寄生、丹参、黄芪，各30克，细辛3克。

◎服用：用水煎服，每日一剂，早晚各一次。

◎功效：温经散寒，祛湿消肿，理气止痛。

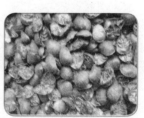

土鳖虫

八味肾气丸加减

◎药材：山药、山茱萸、肉苁蓉、熟地黄各15克，牡丹皮、牛膝、茯苓各9克，龟板30克，白芥子、附子各6克，鹿角胶、杜仲、益智仁各12克，肉桂3克，狗脊10克。

◎服用：将药物研磨成粉末，制成丸，一次一丸，一日两次。

◎功效：温补肾阳，缓解腰膝酸痛。

山茱萸

属性：味酸，微温。

功效：补肝肾、涩精气，固虚脱，可治腰膝酸痛、晕眩耳鸣、阳痿遗精、频尿、虚汗、老人频尿等。

苁
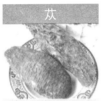

属性：味甘咸，性温。

功效：补肾、益精、润燥、滑肠，可治男子阳痿、女子不孕、带下、血崩、腰膝冷痛、血枯便秘等症。

乌药
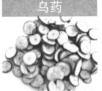

属性：味辛，性温。

功效：顺气、开郁、散寒、止痛、增加肠胃蠕动、加速血液循环等。用以治中风、膀胱冷气、尿频。

附子
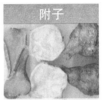

属性：味辛甘，性热，有毒。

功效：补火助阳、散寒除湿，可治阴盛格阳、心腹冷痛、脾泄冷痢、风寒湿痹、阳痿、子宫冷阴等症。

益智仁
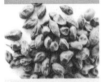

属性：味辛，性温。

功效：温脾、暖肾、固气、涩精，主治冷气腹痛、中寒吐泻、遗精白浊、小便余沥等。

羌活

属性：味辛苦，性温。

功效：散表寒、祛风湿、利关节，可治头痛、风寒湿痹、骨节酸疼、痈疽疮毒、白癜风、斑秃等症。

续断

属性：味苦，微温。

功效：补肝肾、续筋骨、调血脉，可治腰背酸痛、足膝无力、崩漏、带下、遗精、跌打损伤等症。

丹参
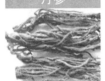

属性：味苦，微寒。

功效：活血祛瘀、安神宁心、止痛，主治心绞痛、血崩带下、瘀血腹痛、骨节疼痛、惊悸不眠等症。

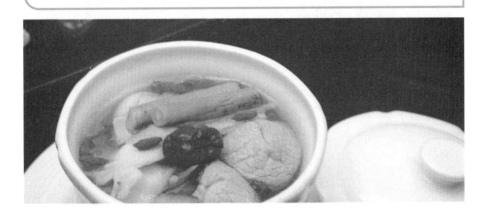

◇**药膳疗法**

桂圆枸杞蒸鸽蛋

◎**原料**：桂圆肉、枸杞各15克，鸽子蛋20个，冰糖适量。

◎**做法**：将鸽子蛋煮熟去壳；把桂圆肉、枸杞洗净连同去壳后的鸽子蛋一起放入碗中；在碗内加入适量清水和冰糖，放入锅中蒸煮，熟后即可食用。

地龙	桂圆	甘草	川芎
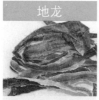	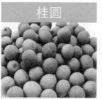		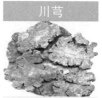
属性：味咸，性寒。	属性：味甘，性平。	属性：味甘，性平。	属性：味辛，性温。
功效：清热、平肝、止喘、通络，可治高热狂躁、风热头痛、目赤、喘息、关节疼痛、小便不通、瘰疬等。	功效：益心脾、补血安神，可治虚劳羸弱、失眠健忘、惊悸、怔忡等症。支气管扩张等患者应忌食。	功效：和中缓急、润肺解毒，可治脾胃虚弱、劳倦发热、心悸惊痫、咽喉肿痛、消化性溃疡，解药毒。	功效：行气开郁、祛风燥湿、活血止痛，主治风冷头痛晕眩、胁痛腹疼、产后淤阻块痛、月经不顺。

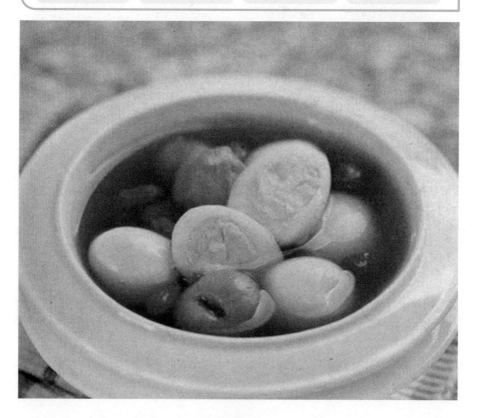

八　强筋壮骨治疗腰椎间盘脱出症

腰椎间盘脱出症多发生在中老年人身上，而且男性发病率大于女性，包括真性滑脱和假性滑脱两种，长时间站立或负重疼痛加剧，肌肉僵硬紧张，弯腰困难。

◇中药疗法

左归丸

◎药材：熟地黄、杜仲各24克，山药、枸杞子、山茱萸、菟丝子、鹿角胶、龟甲胶各12克，川牛膝9克，紫河车20克。

◎服用：将药物研磨成粉末，制成丸，饭前服用，每次9克。

◎功效：填精益髓，强筋壮骨，缓解腰膝酸痛。

菟丝子	川牛膝	杜仲	人参
属性：味辛甘，性平。功效：补肝肾、益精髓、明目，可治腰膝酸痛、遗精、消渴、尿有余沥、目暗等症。	属性：味平甘、微苦，无毒。功效：祛风、利湿、通经、活血，主治风湿腰膝疼痛、血淋、尿血、关节痹痛、足萎痉挛、跌打损伤。	属性：味甘、微辛，性温。功效：补肝肾、强筋骨、安胎，可治腰脊酸疼、足膝萎弱、小便余沥、阴下湿痒、胎漏欲堕、高血压等。	属性：味甘、微苦，微温。功效：大补元气、固脾生津、安神，治劳伤虚损、食少、大便滑泻、虚咳喘促、尿频等症状。

济生十补丸

◎药材：附子、五味子、杜仲各12克，山萸肉、人参、山药各6克，牡丹皮、鹿茸、熟地黄、肉桂、泽泻、茯苓各3克。

◎服用：将药物研磨成粉末，制成丸，饭前服用，每次12克。

◎功效：温补肾阳，治疗腰部空痛。

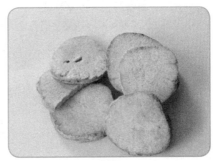

泽泻

补肾活血汤

◎**药材**：红花、杜仲、枸杞子、归尾、山茱萸、肉苁蓉、没药、独活各3克，熟地黄、补骨脂、菟丝子各10克。

◎**服用**：水煎服，每日一剂，每剂分两次服用。

◎**功效**：补肝益肾，活血止痛，治疗腰膝酸软。

补骨脂	熟地黄	鹿茸	红花
		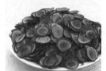	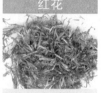

属性：味辛，性温。
功效：补肾助阳，可治肾虚冷泻、遗尿、滑精、频尿、阳痿、腰膝冷痛、虚寒喘嗽、白癜风等症状。

属性：味甘，微温。
功效：滋阴补血，可治阴虚血少、腰膝萎弱、失眠、骨蒸、遗精、崩漏、月经不顺、口渴、耳聋等症。

属性：味甘咸，性温。
功效：强筋健胃、生精益血，能促进生长发育和造血功能，但发热、外感未清、平素阳盛体壮者忌用。

属性：味辛，性温。
功效：活血通经、去淤止痛，可治难产、死胎、产后恶露不已、瘀血作痛、痈肿、跌打损伤等症。

◇药膳疗法

核桃芝麻糊

◎**原料**：核桃仁、黑芝麻各100克，淀粉和白糖适量。

◎**做法**：首先将核桃仁、黑芝麻研磨成粉末状，混合在一起放入锅内，加入少量的水煮开后，加入淀粉和白糖，熬成糊状即可，每日食用1~2次。

核桃仁	茯苓	独活	黑芝麻
		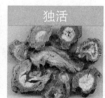	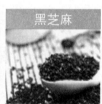

属性：味甘，性温。
功效：补肾、温肺、润肠通便，核桃仁含有高浓缩的多种营养成分，具有较高的益智作用。

属性：味甘淡，性平。
功效：渗湿利水、益脾和胃、宁心安神，可治小便不利、水肿胀满、腹泻、遗精、淋浊、惊悸、健忘等症。

属性：味苦辛，微温。
功效：祛风除湿、通痹止痛，可治风寒湿痹、腰膝疼痛、少阳伏风头痛、风湿、风寒头痛等。

属性：味甘，性平。
功效：补肝肾、益精血、润肠除热，可治头晕眼花、耳鸣耳聋、须发早白、病后脱发、肠燥便秘等症。

九　通利关节治疗腰椎骨关节病

腰椎骨关节病多发生在中老年人和妇女身上，因腰部受伤或劳损，使椎骨关节的韧带撕裂，或是骶髂关节发生移动等，导致腰痛。

◇中药疗法

和营通气散

◎药材：郁金、制半夏各60克，丹参、香附、全当归各90克，延胡索、青皮、川芎、生枳壳各30克，木香、大茴香各15克。

◎服用：将药物研磨成粉末，制成丸，口服，每日两次，每次1.5克。

◎功效：活血散瘀，通利关节，治疗腰部刺痛、胀痛。

延胡索	熟地黄	木香	香附
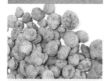			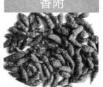
属性：味苦辛，性温。功效：活血、散瘀、理气、止痛，可治心腹腰膝诸痛、瘕症、产后血晕、恶露不净、跌打损伤等症。	属性：味甘，微温。功效：滋阴补血，可治阴虚血少、腰膝萎弱失眠、骨蒸、遗精、崩漏、月经不顺、口渴、耳聋等症。	属性：味辛苦，性温。功效：行气止痛、健脾消食，可治胸脘胀痛、泻痢后重、食积不消、不思饮食等肠胃疾病。	属性：味辛、微苦，性平。功效：行气解郁、调经止痛，可治肝气郁滞、胸闷胁肋痛、胃痛、腹痛、月经不顺、乳胀胁痛等症。

补阳还五汤

◎药材：地龙、川芎、红花、桃仁各3克，当归、赤芍各6克，白芍、熟地黄各9克，黄芪30克。严重者可加入制草乌、桂枝、全蝎。

◎服用：水煎服，每日一剂，每剂分两次服用。

◎功效：舒筋通络，治疗腰骶部隐痛。

生姜	全蝎	青皮	白芍
属性：味辛，性温。功效：散寒、止呕、开痰，可治痰饮、喘咳、胀满、腹泻；可解半夏、天南星及鱼蟹、鸟兽肉之毒。	属性：味辛，性平，有毒。功效：祛风止痉、通络、解痉，可治惊风抽搐、癫痫、中风、偏头痛、破伤风、肺结核、风疹疮肿等。	属性：味苦辛，微温。功效：疏肝破气、散结消痰，可治胸胁胃脘疼痛、疝气、食积、乳肿、乳核、久疟痞块等疾病。	属性：味苦酸，性凉。功效：养血柔肝、缓中止痛、敛阴收汗，可治胸腹胁肋疼痛、泻痢腹痛、自汗盗汗、阴虚发热等症。

◇**药膳疗法**

酸木瓜炒鸡

◎原料：小公鸡1只，酸木瓜2个，冰糖、白酒、猪油各100克。

◎做法：将小公鸡清洗净切块，酸木瓜切片，备用；翻炒酸木瓜片，至酸木瓜片松软为止；接着将鸡肉倒入锅中翻炒；待鸡肉炒熟后，放入冰糖，不可用白砂糖代替；冰糖溶化完后，倒入白酒，收汁即可。最好是晚上食用。

老桑枝炖鸡

◎原料：母鸡1只，老桑枝60克，生姜5克，调料适量。

◎做法：将老桑枝洗净切成段，并在清水中稍浸20分钟；将母鸡清洗干净后与生姜一起放进砂锅内，加入适量清水；先用大火煮沸后，改用文火炖煮2小时；出锅前加入盐、味精等适量调料即可。

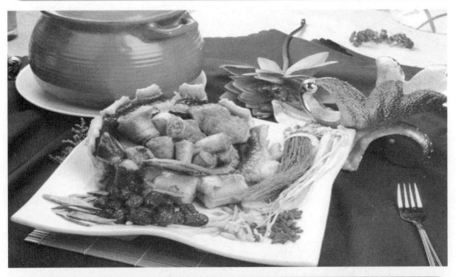

十 通络止痛治疗棘上韧带损伤

棘上韧带是腰部里极为敏感的组织，它处在腰部的最外层，很容易造成筋膜或韧带的损伤，并通过脊神经后支传到中枢，由此引发腰痛及下肢疼痛。

◇中药疗法

四妙丸

◎药材：木瓜12克，杜仲、黄柏、薏苡仁各15克，苍术、怀牛膝、络石藤、木通、当归各9克。如果下肢沉重发肿者，可加茯苓12克，泽泻9克。

◎服用：将药物研磨成粉末，制成丸，每日两次，每次6～9克。

◎功效：祛湿清热，通络止痛，治疗腰脊疼痛。

苍术	五灵脂	仙茅	泽泻
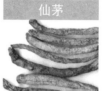		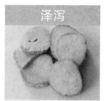	
属性：味苦辛，性温。	属性：味苦甘，纯阴。	属性：味辛，性温，有毒。	属性：味甘，性寒。
功效：燥胃健脾、驱风湿、健胃、利尿、镇静、降血糖，适于消化不良、胃脘满闷、食欲不振等症。	功效：行血止痛，可治心腹血气诸痛、产后瘀血作痛，外治蛇、蝎、蜈蚣咬伤、妇女血崩、赤带不绝等。	功效：温肾阳、壮筋骨，可治阳痿精冷、小便失禁、崩漏、心腹冷痛、腰脚冷痹、痈疽、阳虚冷泻等症。	功效：利水渗湿、泄热，可治小便不利、水肿胀满、呕吐、泻痢、脚气、淋病、尿血等。

身痛逐淤汤

◎药材：川芎、香附、红花各12克，当归、桃仁、牛膝各10克，地龙、甘草、五灵脂各6克，秦艽15克，羌活、没药各8克。

◎服用：清水三碗，煮药汁一碗，每日一次。

◎功效：理气止痛，治疗腰肌僵硬，腰部刺痛。

牛膝	甘草	羌活	木瓜
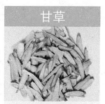	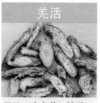		
属性：味苦酸，性平。	属性：味甘，性平。	属性：味辛苦，性温。	属性：味酸，性温。
功效：散瘀血、消痈肿，可治尿血、经闭、瘕症、难产、胞衣不下、产后瘀血腹痛、喉痹、痈肿等症。	功效：和中缓急、润肺解毒，可治脾胃虚弱、劳倦发热、心悸惊痫、咽喉肿痛、消化性溃疡、解药毒及食物中毒。	功效：散表寒、祛风湿、利关节，可治头痛无汗、风寒湿痹、骨节酸疼、痈疽疮毒、白癜风等症。	功效：对腰足无力、关节肿痛等症状疗效显著。可治脚气剧痒；治愈呕逆、心嗝痰唾、心腹痛等。

◇**药膳疗法**

仙茅炖猪腰

◎原料：猪腰1对，核桃肉50克，小茴香20克，仙茅15克，葱白、姜、料酒等调料适量。

◎做法：将猪腰清洗干净，切成小块；用纱布将仙茅和小茴香包好与猪腰、葱、姜一起放入砂锅中，加入适量清水，用文火炖煮；出锅前加入盐、味精、料酒等适量调味即可。

黑芝麻羊肾粥

◎原料：羊肾1对，枸杞50克，黑芝麻30克，糯米200克。

◎做法：将羊肾清洗干净，去掉筋膜，切成碎末；然后将枸杞、黑芝麻、糯米和切好的羊肾一起放入锅中，用小火炖煮，直至米炖烂为止，一日分三次食用。

葱白	枸杞	糯米	黑芝麻
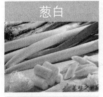	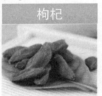	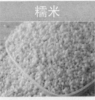	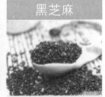
属性:味辛,性温。功效:利水、通阳、解毒,可治伤寒、热头痛、阴寒腹痛、虫积内阻、二便不通、痢疾、痈肿等症。	属性:味甘,性平。功效:滋肾、润肺、补肝、明目,可治肝肾阴亏、腰膝酸软、头晕目眩、目昏多泪、烦渴、遗精等症。	属性:味甘,性温。功效:补虚、补血、健脾暖胃、止汗,可治反胃、食欲减少、泄泻、汗虚、气短无力、妊娠腹坠等症。	属性:味甘,性平。功效:补肝肾、益精血、润肠除热,可治头晕眼花、耳鸣耳聋、须发早白、病后脱发、肠燥便秘等症。

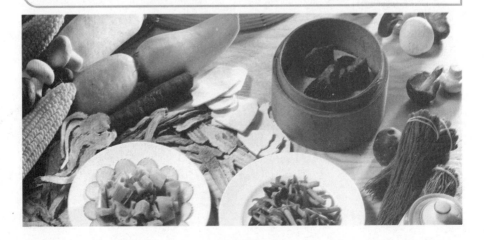

十一 活血舒筋治疗棘间韧带损伤

棘间韧带损伤的患者多中老年人，因为棘间韧带纤维在20岁之后就开始出现不同程度的退变、萎缩、肿胀或是断裂，这都增加了韧带受损的机会。

◇ 中药疗法

壮腰健肾汤

◎ 药材：熟地黄15克，甘草3克，细辛5克，人参、肉桂各6克，牛膝、何首乌、川芎各9克，杜仲、桑寄生、当归、茯苓、独活各12克。

如果湿痛严重者，可以加入秦艽、防风各12克，生薏苡仁10克。

如果长期病痛者，可以加入地龙12克，全蝎3克（研末冲服）。

◎ 服用：水煎服，每日一剂，每剂两次。

◎ 功效：舒筋止痛，缓解腰部隐痛，疲软乏力。

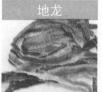

人参

属性：味甘，微苦，微温。
功效：大补元气、固脾生津、安神，可治劳伤虚损、食少、大便滑泻、虚咳喘促、频尿等症状。

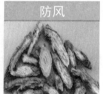

地龙

属性：味咸，性寒。
功效：清热、平肝、止喘、通络，可治高热狂躁、惊风抽搐、风热头痛、目赤、喘息、关节疼痛等。

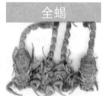

防风

属性：味辛甘，性温。
功效：祛风、除湿、止痛，可治头痛、目眩、项强、风寒湿痹、骨节酸痛、四肢挛急、破伤风症。

全蝎

属性：味辛，性平，有毒。
功效：祛风止痉、通络、解毒，可治惊风抽搐、癫痫、偏头痛、风湿、破伤风、肺结核、风疹疮肿等。

肉桂

属性：味辛甘，性热。
功效：补元阳、暖脾胃、除积冷、通血脉，可治肢冷脉微、腹痛腹泻、腰膝冷痛、虚阳浮越、上热下寒。

当归

属性：味甘辛，性温。
功效：补血活血、润肠通便，可治血虚萎黄、晕眩心悸、经闭痛经、虚寒腹痛、肠燥便秘、跌打损伤等。

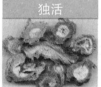

独活

属性：味苦辛，微温。
功效：祛风除湿、通痹止痛，可治风寒湿痹、腰膝疼痛、少阴伏风头痛、风湿、风寒头痛等。

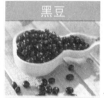

黑豆

属性：味甘，性平。
功效：补肾益阴、健脾利湿、除热解毒，主治肾虚阴亏、小便频数、头晕目眩、脚气水肿、腰痛等症。

◇药膳疗法

黑豆鲫鱼汤

◎原料：300克左右的鲫鱼1条，黑豆100克，杜仲15克，调料适量。

◎做法：将鲫鱼清洗干净，备用；把黑豆和杜仲放入锅内，加适量的水，炖煮至黑豆烂透；将锅中的杜仲捞出，把鲫鱼放进去；等到鲫鱼炖熟后，加入盐、味精等适量调料即可。一日分两次食用。

杜仲补骨膏

◎原料：补骨脂50克，杜仲、胡桃仁各100克，大蒜50克。

◎做法：先干炒杜仲和补骨脂至干脆为止；将杜仲、补骨脂和胡桃仁都捣碎成末状，同时把大蒜捣烂成蒜汁；把之前捣碎的药末倒入蒜汁中，再加入少量的水，一起在锅中煎熬，熬成膏状，然后密贮，每天早晚空腹吃一匙。

杜仲羊肉汤

◎原料：羊肉250克，杜仲20克，生姜10克，调料适量。

◎做法：先把杜仲洗净，切成小块；将杜仲、生姜和羊肉一起放入锅内用文火炖煮；等羊肉煮烂后，加入盐、味精等适量调料即可，每天中晚食用两次。

补骨脂	羊肉	生姜	杜仲
	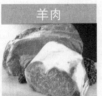	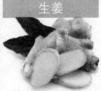	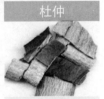
属性：味辛，性温。功效：补肾助阳，可治肾虚冷泻、遗尿、滑精、频尿、阳痿、腰膝冷痛、虚寒喘嗽等症状。	属性：味甘，性温，无毒。功效：补虚劳、祛寒冷；益肾气、补形衰，开胃健力；补益产妇，通乳治带、助元阳、益精血。	属性：味辛，性温。功效：散寒、止呕、开痰的，可治痰饮、喘咳、胀满、腹泻；可解半夏、天南星及鱼蟹、鸟兽肉之毒。	属性：味甘，微辛，性温。功效：补肝肾、强筋骨、安胎，可治腰脊酸疼、足膝萎弱、小便余沥、胎漏欲堕、胎动不安、高血压。

十二　行气通络治疗劳累性腰痛

劳累性腰痛又称功能性腰痛、腰肌酸痛等，多由腰部急性损伤、腰肌慢性积累性损伤、腰部受风寒潮湿、脊柱骨关节及其周围软组织的疾患所引起。

◇中药疗法

补肾健筋汤

◎药材：熟地黄、当归、山茱萸、茯苓、续断各12克，杜仲、白芍、五加皮各10克，青皮5克。

◎服用：水煎服，每日一次。

◎功效：行气活血，治疗腰部隐痛。

熟地黄	山茱萸	独活	续断
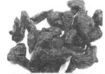	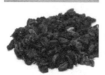		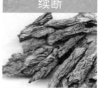
属性：味甘，微温。功效：滋阴补血，可治阴虚血少、腰膝萎弱、失眠、骨蒸、遗精、崩漏、月经不顺、口渴、耳聋等症。	属性：味酸，微温。功效：补肾、涩精气、固虚脱，可治腰膝酸痛、晕眩耳鸣、阳痿遗精、频尿、虚汗不止等症。	属性：味苦辛，微温。功效：祛风除湿、通痹止痛，可治风寒湿痹、腰膝疼痛、少阴伏风头痛，以及风湿、风寒头痛等症。	属性：味苦，微温。功效：补肝肾、续筋骨、调血脉，可治腰背酸痛、足膝无力、带下、遗精、跌打损伤、痈疽疮肿等症。

茯苓	五加皮	青皮	防风
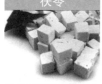		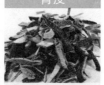	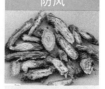
属性：味甘淡，性平。功效：渗湿利水、益脾和胃、宁心安神，可治小便不利、痰饮咳逆、腹泻、遗精、惊悸、健忘等症。	属性：味苦辛，性温。功效：驱风湿、补肝肾、强筋骨，可治风湿痹症、筋骨萎软、小儿行迟、体虚乏力、水肿、脚气等症。	属性：味苦辛，微温。功效：疏肝破气、散结消痰，可治胸胁胃脘疼痛、疝气、食积、乳肿、乳核、久疟痞块等疾病。	属性：味辛甘，性温。功效：祛风、除湿、止痛，可治外感风寒、头痛、目眩、风寒湿痹、骨节酸痛、四肢挛急、破伤风等症。

独活寄生汤

◎原料：桑寄生、怀牛膝各15克，独活、防风、杜仲、党参、秦艽、全当归、赤芍、茯苓各9克，酒熟地黄18克，白术12克，细辛、肉桂各3克，炙甘草6克。

◎服用：1000毫升水煮300毫升药汁，分三次服用，一日三次。

◎功效：祛风除湿，舒筋通络，治疗腰部酸痛。

◇药膳疗法

腰子茴香黑豆汤

◎原料：猪腰1对，黑豆100克，茴香3克，生姜9克，调料适量。

◎做法：用清水浸泡黑豆5个小时；将猪腰清洗干净，切片；把猪腰、黑豆、茴香、生姜一起用文火炖煮，出锅前加入适量调料，吃腰子和豆，喝汤。

白术	红枣	生姜	莲藕
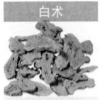		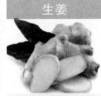	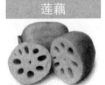
属性：味苦甘，性温。	属性：味甘，性温。	属性：味辛，性温。	属性：味甘，性寒。
功效：补脾益胃、燥湿和中，可治脾胃气弱、倦怠少气、虚胀泄泻、黄疸、自汗、胎气不安等症。	功效：补中益气、养血安神，能使血中含氧量增强、滋养全身细胞，是一种药效缓和的强壮剂。	功效：散寒、止呕开痰，可治感冒风寒、呕吐、胀满、腹泻；可解半夏、天南星及鱼蟹鸟兽肉之毒。	功效：具有清热、生津、凉血、散淤、补脾、开胃、止泻的功效。主治热病烦渴、吐血、衄血、热淋等症。

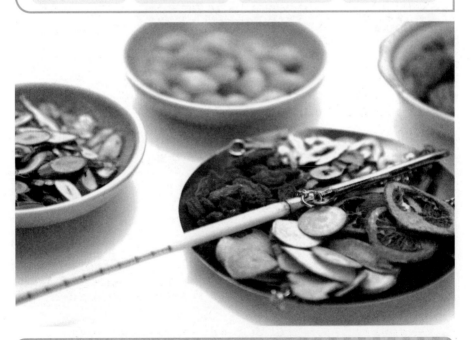

十三　滋补肾气治疗女性腰痛

　　女性的生理特点容易引发腰痛，表现为痛感涉及整个腰部，冷痛，隐痛，酸软无力，在房事或劳累后疼痛加重，并有白带增加、小腹坠疼等。

◇中药疗法

补肾强骨剂

◎药材：山药15克，淫羊藿、杜仲、熟地黄各12克，巴戟天、菟丝子、山茱萸、补骨脂各10克。

◎服用：每日一剂，每剂可煎两次服用，一个疗程为20剂。

◎功效：温补肾阳，滋补肾阴，强筋止痛。

山茱萸	菟丝子	淫羊藿	党参
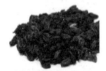			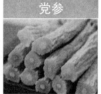
属性：味酸，微温。	属性：味辛甘，性平。	属性：味辛甘，性温。	属性：味甘、微苦，性平。
功效：补肝肾、涩精气、固虚脱，可治腰膝酸痛、晕眩耳鸣、阳痿遗精、频尿、虚汗不止、老人频尿等。	功效：补肝肾、益精髓、明目，可治腰膝酸痛、遗精、消渴、尿有余沥、目暗等症状。	功效：补肾壮阳、祛风除湿、止咳平喘、益气强心，可治男子不育、阳痿、尿频遗精、麻木痉挛等症。	功效：补中益气、健脾益肺，可治疗气血不足、脾肺虚弱、劳倦乏力、气短心悸、血崩漏等症。

独活桑寄生汤

◎药材：当归、川芎、党参、生地黄、桑寄生各12克，肉桂3克，甘草6克，柴胡、独活、牛膝、杜仲、防风、细辛、秦艽各9克。

◎服用：一天两次，每剂可煎两次服用，服药期间忌房事。

◎功效：滋补肾气，疏理肝气，通络止痛。

甘草	牛膝	干姜	白术
		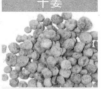	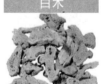
属性：味甘，性平。	属性：味苦酸，性平。	属性：味辛，性热。	属性：味苦甘，性温。
功效：和中缓急、润肺解毒，可治脾胃虚弱、劳倦发热、心悸惊痫、咽喉肿痛、消化性溃疡，解药毒。	功效：散瘀血、消痈肿，可治尿血、经闭、癥症、难产、胞衣不下、产后瘀血腹痛、喉痹、痈肿等症。	功效：温中驱寒、回阳通脉，可治心腹冷痛、吐泻、肢冷脉微、风寒湿痹、阳虚、吐衄、下血等症。	功效：补脾益胃、燥湿和中，可治脾胃气弱、倦怠少气、虚胀腹泻、水肿、黄疸、自汗、胎气不安等症。

◇药膳疗法

肉桂山药栗子粥

◎原料：白术、甘草、肉桂、干姜各10克，山药、茯苓各20克，栗子及糯米适量。

◎做法：先用水浸泡白术、甘草、肉桂、干姜，煎煮30分钟后将药汁倒出备用；往锅内加水再煎煮20分钟后将药汁倒出；两次煎煮的药汁一起倒进砂锅内，放入山药、茯苓、去壳栗子、糯米，用文火炖烂成粥。

山药（淮山药）	茯苓	糯米	板栗
	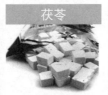	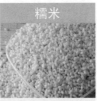	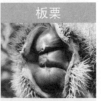
属性：味甘，性平，无毒。功效：补脾养胃、生津益肺、补肾涩精，用于脾虚食少、久泻不止、肺虚喘咳、肾虚遗精、带下等症。	属性：味甘淡，性平。功效：渗湿利水、益脾和胃、宁心安神，可治小便不利、痰饮咳逆、腹泻、遗精、惊悸、健忘等症。	属性：味甘，性温。功效：补虚、补血、健脾暖胃、止汗，可治反胃、食欲减少、泄泻、汗虚、气短无力、妊娠腹坠等症。	属性：味甘，性温，无毒。功效：有益气血、养胃、补肾、健肝脾的功效。生食还可以舒筋活络，治疗腰腿酸疼。

茴香猪肾汤

◎原料：茴香20克，猪腰1对。

◎做法：猪腰洗净后在其凹处挖一小口，将茴香和盐放入凹口内，用干净的白线把凹口缝起来；将生姜、料酒和猪腰一起用中火煮熟后即可，每周一次。

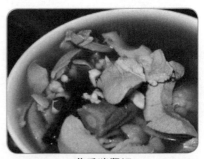

茴香猪肾汤

（十四）　祛湿止痛治疗其他腰痛

对于一些比较普遍的腰疼，如寒湿性腰痛、血瘀性腰痛等，也有一些简单便利的中药药膳法，在这里介绍给大家方便使用。

◇中药疗法

祛风止痛方

◎**药材**：八棱麻12克，人参10克，甘草5克，鹿角、枸杞、龟甲、千年健各15克。

◎**服用**：加入600毫升清水煎煮，取药汁300毫升，分两次服，每日一剂。

◎**功效**：缓解由肾虚引起的腰痛无力、头晕耳鸣、腰膝酸麻等症状。

通络活血方

◎**药材**：甘草、延胡索各6克，当归、白芍、丹参、杜仲、海桐皮、狗脊、牛膝、伸筋草各20克，乳香、莪术、没药、羌活、补骨脂、续断各10克，威灵仙15克。

◎**服用**：加入适量清水煎煮，每日一剂，每剂分两次服用。

◎**功效**：促进血液循环，通经活络，清散瘀血，消除炎症，缓解疼痛。

补骨脂	龟甲	红花	羌活
		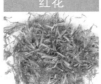	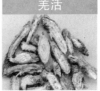
属性：味辛，性温。功效：补肾助阳，可治肾虚冷泻、遗尿、滑精、频尿、阳痿、腰膝冷痛、虚寒喘嗽等症状。	属性：味甘咸，性寒。功效：滋阴潜阳、益肾健骨、固经止血、养血补心，可治阴虚潮热、骨蒸盗汗、虚风内动、筋骨萎软等症。	属性：味辛，性温。功效：活血通经、去瘀止痛，可治难产、死胎、产后恶露不已、瘀血作痛、痈肿、跌打损伤等症。	属性：味苦辛，性温。功效：散表寒、祛风湿、利关节，可治头痛无汗、风寒湿痹、骨节酸疼、痈疽疮、白癜风、斑秃等症。

丹参	杜仲	续断	延胡索
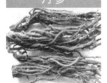			
属性：味苦，微寒。功效：活血祛瘀、安神宁心、止痛，主治心绞痛、月经不顺、血崩带下、瘀血腹痛、骨节疼痛等症。	属性：味甘、微辛，性温。功效：补肝肾、强筋骨、安胎，可治腰脊酸疼、足膝萎弱、小便余沥、阴下湿痒、胎漏欲堕、高血压等。	属性：味苦，微温。功效：补肝肾、续筋骨、调经脉，可治腰背酸痛、足膝无力、止血漏、带下、遗精、跌打损伤等症。	属性：味苦辛，性温。功效：活血、散瘀、理气、止痛，可治心腹腰膝诸痛、瘀症、崩中、产后血晕、跌打损伤等症。

◇药膳疗法

猪肝补血汤

◎**原料：**猪肝200克，胡萝卜1根，西红柿、洋葱、柿子椒各1个，红花、川芎、熟地各10克，生姜、大蒜、花椒少许。

◎**做法：**将红花、川芎、熟地放入砂锅中清水煎煮，取药汁备用；把猪肝、胡萝卜、西红柿、洋葱、柿子椒洗净切片；炒锅烧热倒入食用油，将花椒放入煎炸，直到出香味后再把花椒捞出；翻炒生姜、大蒜、洋葱，接着放入猪肝，猪肝七分熟时加入西红柿、胡萝卜、柿子椒翻炒，在出锅前将煮好的药汁倒入锅内，然后加入调料即可。

猪肝	大蒜	洋葱	西红柿
			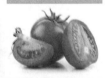
属性：味甘苦，性温。 功效：补肝明目、养血。用于血虚萎黄、夜盲、目赤、浮肿、脚气等症。	属性：味辛平，性温。 功效：消除滞气、温暖脾胃、消解症积、解毒，可治痢疾、疟疾、脘腹冷痛、百日咳、蛇虫咬伤等症。	属性：味甘、微辛，性温。 功效：理气和胃、健脾进食、发散风寒、温中通阳、提神健体、散淤解毒，可治高血压、高血脂等症。	属性：味酸甘，微寒。 功效：具有生津止渴、健胃消食的功效，可治口渴、食欲不振等症。

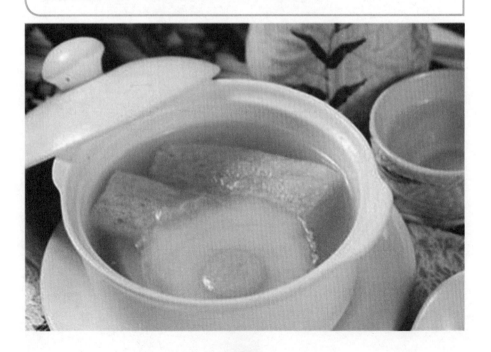

第七章 腰椎病患者的注意事项和运动

一　急性症状期的注意事项及康复原则

（1）卧床休息：卧床可采用最舒服的体位，尽量不要仰面平卧。因为下肢伸直的仰卧位往往可以造成腰椎前屈加深，致使腰椎关节过度咬合，产生局部关节刺激，容易导致腰背肌紧张加剧，诱发或加重症状。如果平卧，最好在膝关节下面垫上一个膝枕，这样可以使膝关节和髋关节呈现屈曲状态，腰椎关节相对张开，不会引发局部刺激，避免肌张力增高和疲劳性损伤。也可以选择屈曲侧卧位，该体位有助于腰背肌的松弛和休息。

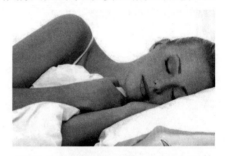

（2）床上运动：如果不引起疼痛，可以在床上做下肢交替屈伸活动。每组10～15下，每日4～5组，在每天的不同时段做训练。做屈伸活动时，足跟不要离床，一侧做完再做另一侧。在做的过程中，尤其是做完运动后，若疼痛加重，须停止训练。

（3）支撑行走：如果不诱发疼痛，上厕所解手后可以顺便在床下少许行走。初期行走最好借助两把椅子，用双臂支撑椅子背，做原地踏步；若有条件，最好借助专用的学步车做行走训练。如行走时出现疼痛，要立即上床休息。原则是在行走后卧位休息5～10分钟内刺激性疼痛可以

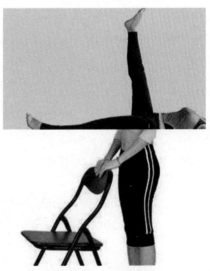

基本缓解，否则需减少行走时间。每次下地活动的时间间隔一般在2小时以上，每天总量不要超过4~5次。

（4）如厕时一定要使用坐便：有条件时还可以尽量使用带支撑扶手的马桶，起坐时可以助力。

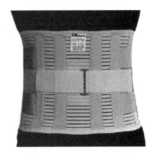

（5）戴硬腰围方法：除了在床上休息以外，其他任何活动都要戴腰围。

二 慢性症状期的康复原则

（1）只要行走时不产生明显疼痛，训练即可做行走训练。训练时需要注意以下几点：

①如果刚站起来时有疼痛，行走数分钟后疼痛可缓解或减轻，可以继续行走，但需记录疼痛缓解或消失所需要的时间，这个时间越短越好。当再次出现疼痛加重时必须卧床休息。总的行走时间不宜超过20分钟。

②刚开始行走时不疼或疼痛不重，但行走一段时间（无论几分钟）后疼痛出现或加重，需要立刻休息并记录行走的时间。即便疼痛不出现或不加重，行走时间也应控制在20分钟以内。

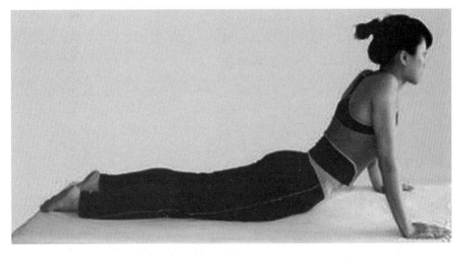

③行走速度要因人而异，相对快一点更好些。每日行走次数3～4次。

④如果自然行走躯干出现侧弯或疼痛比较明显时，可以采用"支撑走"形式行走，亦即推着学步车行走。

（2）体位改变时要十分缓慢和谨慎小心。

（3）日常生活可以尽量自理，但要注意一个基本原则：以痛为限，要尽量避免能够引发疼痛或不适的动作或姿态。

（4）即便没有引发疼痛，有些动作也不宜长时间维持，比如，长期坐、立、行，甚至完全卧床。坐位姿态要保持腰部有腰垫支撑，即便没有疼痛的诱发，坐的时间也不能超过30分钟，如厕时坚持使用坐便。站立位的时间更要短，不超过行走训练的时间。白天卧床时间一般不要超过4小时。

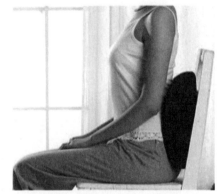

（5）部分患者可以根据医嘱做基础的腰背肌训练（如"慢骑马"运动）或不协调训练，如单侧抱膝训练、单足站立训练，坐位"单侧垫臀"等。个别患者也可以进一步做"半俯卧撑"训练或者腰前屈训练。

（6）戴硬腰围方法：长时间行走或坐汽车时一定要戴腰围，但在家卧床及一般活动时尽量不要佩戴。

三　康复早期的训练原则

（1）经常变换体位（坐、立、行、卧等）。原则是"以痛为限"，无论哪个体位，一旦出现疼痛就要立即变换体位。如果不痛，立位不超过10分钟；行走和坐位每次不超过30分钟；卧位可长一些，但一般每次不超过2小时（夜眠除外）。坐位应坐靠背椅，腰部最好要加一个靠垫，尽量不要坐低矮的椅子或沙发。

（2）部分患者早晨起床时会出现晨僵，即腰背僵硬和疼痛不适感。

活动一段时间会消失，此时需要记录晨僵消失所需的时间。这个时间逐渐变短则表明韧带肌肉的张力在逐渐改善。

（3）由于患者生活可以自理，一般的白领工作大都可以胜任。但一定保持生活节奏的规律性。每天最好保证2～4次约30分钟的行走训练。

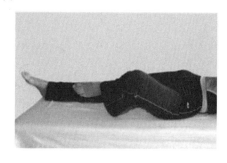

（4）日常生活中一定要避免负重，如搬、抬、举、拉、抱、背、扛重物等。

（5）避免着凉，诸如穿堂风、空调风口等，要尽量避免。

（6）尽量避免过度使用局部"理疗""热敷"以及过度的局部温热疗法，容易造成耐寒能力的下降和对"理疗"的过度依赖。

（7）在不诱发疼痛等不适刺激的情况下，可以做腰背部背伸肌力训练，（如"半俯卧撑"训练，），或者"半燕飞"训练。但开始时只能做"半俯卧撑"，后期可以根据医嘱调整到"半燕飞"训练，这两种训练只选其一。

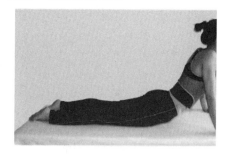

（8）有些患者此时仍可能存在不对称的脊柱椎旁肌群、盆带肌群（骨盆周围肌肉）及下肢肌张力的不对称，可以根据医嘱做一些特殊的不对称康复训练，如"单侧抱膝"训练、"单足站立"、坐位"单侧垫臀""矫形鞋行走"训练、"自重牵引"等。

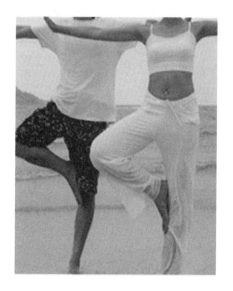

（9）对于部分腰背肌力量不足或过分僵硬的患者，可以根据医嘱

加做"腰背部前屈"训练和简单的固有肌群训练，（如"坐位抬腿"训练）等。

（10）戴腰围方法：出门坐汽车时一定要戴腰围，其余情况下一般不必佩戴。

四 康复后期的康复原则

（1）每日最少2次"变向变速走"：所谓变向是指在行走方向上前走8～9分钟，后走1～2分钟；变速是指前走时尽量地快，后走以稳为主，相对较慢，共计10分钟。一般连续走3组达到30分钟即可。需要注意的是，一定选择比较空旷平整的道路行走，倒退走时尽量不要扭着头。最好

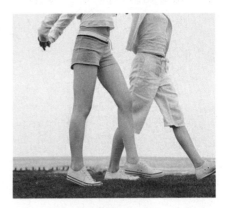

在刚刚向前走过的、比较平坦的道路上直接向后倒退走。

（2）大部分患者这一段时期可以做腰椎固有肌群（贴近脊柱、主管柱稳定的肌群）训练，可以遵照医嘱做"腰背部背伸肌力训练"，如"坐位抬腿"训练、"腰背前屈"训练、"半俯卧撑"训练，或者"半燕飞"训练等。需要注意的是，背伸肌力训练的初期一般只需做"半俯卧撑"，且背伸的角度可以随着症状的缓解而逐渐增加，到后期甚至可以做"半燕飞"训练，但这两种训练一般只选其中之一。

（3）如果患者存在盆带肌群

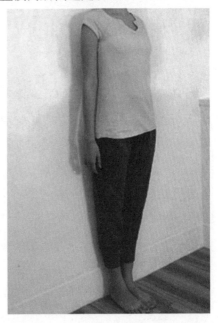

（骨盆周围肌肉）及下肢肌张力的不对称，可以根据医嘱做比较特殊的不对称康复训练，诸如"单侧抱膝"训练、"单足站立"、坐位"单侧垫臀"、"矫形鞋行走"训练、"自重牵引"等。

（4）戴腰围：长时间（超过1~2小时）坐车、乘坐飞机旅行要佩戴腰围。

（5）每周增加全身性健身活动，一般开始时每周1次，逐渐可以增加到每周2次，最后可以增加到每天1次。以下活动任选一种，但必须长期规律地坚持。

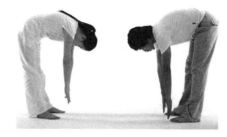

▶ 爬山：缓坡上行及下行共计1~2小时，活动后要周身出汗，但要注意及时擦干，防止感冒。

▶ 游泳：蛙泳［（100~200）米×5次］，间隔5~10分钟。（注意：一定要做好热身活动，水温26~27℃即可，不需要在温泉中训练。）

▶ 水中行：深水（齐胸）中行走（100~200）米×（4~5）次，间隔5~10分钟。注意：除了水温和准备动作要到位以外，行走时要用双手划水助力前行。

▶ 健身操：如中老年迪斯科、健美操、广场舞、太极拳、八段锦都可以。但要避免关节过度伸展牵拉和过分弯腰扭腰动作。初期每次30分钟左右，以后可以逐渐延长到1小时。

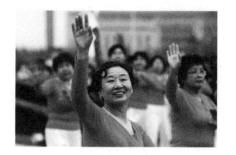

（6）注意保持生活的规律性，避免突然改变生活习惯和规律。

（7）可以部分或完全恢复一般性工作，但需要避免一个姿态的工作和家务动作，如长坐不起、长久开车、长时间弯腰手洗衣物或蹲位做家务或工作等。

五　脊柱亚健康人群的运动处方及注意事项

（1）尽量不穿高跟鞋（3~4厘米的坡跟鞋尚可）以及硬底、无弹性的鞋，建议穿旅游鞋或牛筋底的休闲鞋。

（2）避免着凉或贪凉。比如秋冬换季时忘记增加衣物、北方春天停暖气后的"倒春寒"、夏天空调房内工作（甚或对着空调口贪凉）、夜间睡觉时卧房内的"穿堂风"、感冒后等都可能造成脊柱疾病加重。

（3）腰椎病临床症状消失半年以后，可以适当恢复一些不协调竞技体育运动，但一定要本着循序渐进、养成规律的原则，并且在运动前一定要做好热身活动。所谓竞技体育大多属于不协调运动，常见休闲类不协调运动根据其扭力大小排序为（由小到大）：羽毛球、乒乓球、网球、保龄球、高尔夫球、排球、篮球、足球。

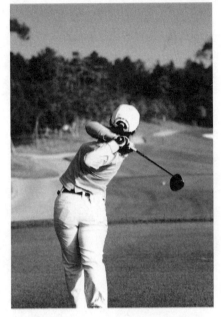

已经处于脊柱亚健康状态的人群对竞技体育运动要适当选择，提倡游泳、太极、广场舞等柔性健身活动，部分人也可以选择瑜伽、羽毛球、乒乓球等运动。一般情况下，选择的运动要方便坚持且要有规律性，运动后不能有不适甚或疼痛感。

（4）患者基本康复以后，可以进行康复运动增量训练。训练要根据各自的情况而制订实施。